Ausência

O livro é a porta que se abre para a realização do homem.

Jair Lot Vieira

Flavia Cristina Simonelli

AUSÊNCIA

VIA LEITURA

Copyright desta edição © 2017 by Edipro Edições Profissionais Ltda.

Todos os direitos reservados. Nenhuma parte deste livro poderá ser reproduzida ou transmitida de qualquer forma ou por quaisquer meios, eletrônicos ou mecânicos, incluindo fotocópia, gravação ou qualquer sistema de armazenamento e recuperação de informações, sem permissão por escrito do editor.

Grafia conforme o novo Acordo Ortográfico da Língua Portuguesa.

3ª edição 2017

Editores: Jair Lot Vieira e Maíra Lot Vieira Micales
Coordenação editorial: Fernanda Godoy Tarcinalli
Revisão: Ângela Moraes
Diagramação: Ana Laura Padovan
Capa: Karine Moreto de Almeida

Dados Internacionais de Catalogação na Publicação (CIP)
(Câmara Brasileira do Livro, SP, Brasil)

Simonelli, Flavia Cristina

    Ausência / Flavia Cristina Simonelli. – 3. ed. – São Paulo : Via Leitura, 2017.

    ISBN 978-85-67097-48-0

    1. Ficção brasileira 2. Mal de Alzheimer – Ficção I. Título.

17-03549   CDD-869.3

Índice para catálogo sistemático:
1. Ficção : Literatura brasileira : 869.3

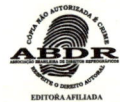

VIA LEITURA

São Paulo: (11) 3107-4788 • Bauru: (14) 3234-4121
www.vialeitura.com.br • edipro@edipro.com.br
@editoraedipro   @editoraedipro

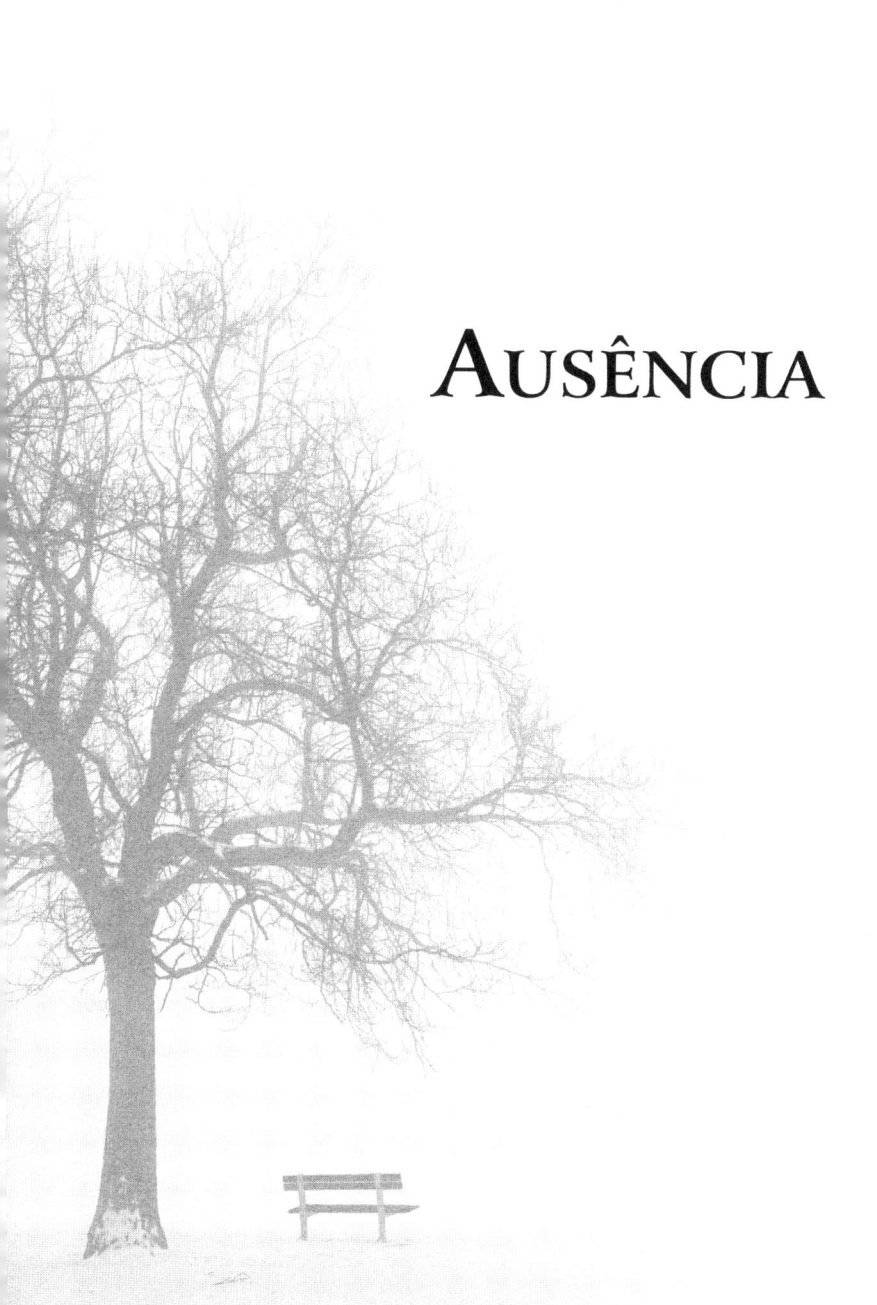

Ausência

I

"O que é um homem sem memória?" – escreveu Daniel no caderno de anotações, que há muito se tornou uma espécie de diário. "O que é um homem que não se reconhece mais em nenhum tempo, nenhum lugar, nenhum rosto?"

No fim de tarde, o sol enviava oblíquos fachos de luz ainda quentes, através das cortinas semiabertas, alcançando a mesa de trabalho. Pensativo, largou a caneta e se levantou, indo até a janela como costumava fazer em momentos de inquietação interior. Olhou para a paisagem urbana do alto do décimo terceiro andar, a mesma de muitos anos, que tantas vezes lhe serviu de escape quando a cabeça se tornou pequena demais para encontrar certas respostas.

Certas respostas que vêm quando não se faz mais pergunta alguma.

II

Ervin fez uma pausa.

Mexeu-se na cadeira. Permaneceu na pausa. Por que a mente parecia uma página em branco?

A plateia no auditório da Universidade aguardava. Ele precisava de ar; tentou prosseguir.

— Pois bem, o nosso Machado de Assis foi o verdadeiro precursor do romance...

Desviou o olhar das pessoas e se voltou para o fundo do auditório, cujas portas de madeira escura estavam quase totalmente fechadas. Avistou apenas uma pequena abertura para quem quisesse entrar ou sair.

— Do romance... – respirou.

Vasculhou a memória; a palavra não veio. De uma só vez expirou o ar que lotava os pulmões, como se lhe intoxicasse também a mente.

— A narrativa de Machado de Assis deu impulso ao romance...

Sentiu uma mistura de perplexidade e inconformismo, jamais havia passado por aquilo.

Os segundos se prolongavam para além de uma respiração, duas, três... Ajustou o nó da gravata e voltou a enfrentar os olhares atentos. Era bem provável que seu constrangimento começasse a se tornar perceptível; no entanto, não podia se expor daquela maneira quase ridícula, precisava retomar o discurso o quanto antes.

Franziu a testa, bateu com a caneta na mesa, moveu os olhos de um lado para o outro, como se procurasse alguma coisa perdida. Tinha certeza de que as pessoas sentadas a poucos passos da mesa dos conferencistas esperavam uma palavra de lucidez.

— Romance realista, professor? O senhor fala do Realismo, é isso? – uma jovem quebrou o silêncio insuportável.

— Absolutamente – respondeu, batendo mais uma vez a caneta na mesa. — Vejam, é claro, é óbvio, é notório... É notório que Machado de Assis trouxe os primeiros indícios de uma...

Tirou repentinamente os óculos, passou a mão pela barba bem feita. Já com mais de 73 anos, sentia-se um homem velho, mas nunca havia tido esquecimentos, essas caduquices de quem passa a vida sem fazer nada de útil. Era um fato passageiro, algo que certamente seria lembrado como uma eventualidade, mas, naquele momento, representava um grande obstáculo que impedia o andamento do colóquio.

— Aqui estamos em mais um momento importante para a nossa Universidade: os cem anos exatos da morte do escritor, que morreu em... em...

— Vinte e nove de setembro de 1908, professor – disse uma voz no meio da plateia.

Seu discurso caía na obviedade. Não era o que planejara, mas talvez pudesse disfarçar o que se passava dentro dele. Tudo inútil, e a cada tentativa se sentia mais tolo.

— Estamos aqui... Sim, estamos aqui – disse em voz mais baixa.
— Para quê? – quase num sussurro.

Procurou ajuda em algumas anotações. Percebia suas mãos tensas, e tentava ler em vão. Os escritos eram um aglomerado de palavras incompreensíveis, sem significado algum.

— Sua obra nos traz o romance... – repetiu, sentindo um medo jamais experimentado.

Pessoas começaram a se mexer, a falar em voz baixa, causando uma agitação que o deixava mais nervoso. É claro que um renomado professor de literatura só poderia estar com um cansaço passageiro ou algum breve mal-estar. Nada tão grave assim. Logo voltaria a proferir o discurso preparado.

No entanto, o silêncio o constrangia.

O silêncio se tornava insuportável.

Colocou os papéis na pasta, levantou-se e ajeitou o paletó.

— Desculpem-me...

— O senhor precisa de ajuda? Um médico? – alguém perguntou.

Balançou a cabeça num gesto negativo e fez sinal com a mão para que ninguém se levantasse. Dirigiu-se para a porta e saiu.

Lá fora, caminhou devagar, com raiva de si. Por que não conseguira proferir seus conhecimentos? Tinha o dom da palavra, pelo menos é o que diziam. O ar livre lhe dava um alento. Ninguém o via, ninguém esperava mais nada dele. Procurava com dificuldade o carro, à luz do crepúsculo. Com esforço, avistou-o em meio a tantos outros cujas cores já não conseguia distinguir muito bem.

Enfiou a mão no bolso para pegar as chaves. Não estavam. Tentou no outro bolso. Vazio. Talvez as tivesse guardado no paletó. Nunca fazia isso, mas, quem sabe... Mexeu, remexeu. Tirou o paletó, sacudiu. Não ouviu nada.

Abriu sua pasta e teve de esvaziá-la, colocando tudo em cima da capota para que as chaves não pudessem ser encobertas por tantos papéis. Não as encontrou e começou a ficar irritado. Com certeza não estavam no auditório, jamais saía do carro sem guardá-las na pasta. A única solução eram as chaves reserva. Pegou o celular para chamar a filha.

— Natasha, preciso de um favor seu.

— Já acabou o congresso, pai?

— Sim, já acabou – não queria pensar no ocorrido. Precisava ir embora dali. — Não encontro a chave do carro, minha filha.

— De novo, pai?

Permaneceu em silêncio. Por que de novo? Até ela estava contra ele?

Nesse momento, apareceu uma moça com a respiração ofegante correndo em sua direção.

— Professor Ervin, suas chaves!

— Ah, que bom! Onde estavam?

— Na mesa da conferência. O professor Adamâncio me pediu para entregar com urgência e disse: "Corre lá, ele deve estar como um doido procurando". E também pediu que eu viesse perguntar se está tudo bem com o senhor.

— Está tudo bem, obrigado.

Voltou para o celular.

— Já encontrei – disse para a filha e em seguida desligou a chamada.

Sorriu aliviado para a jovem. Queria mesmo era chegar em casa o quanto antes, mas, vendo a gentileza da moça, descontraiu-se:

— Hoje pareço um doido mesmo. Ando esquecendo tudo.

— Acontece, professor.
— É, mas professor não pode esquecer. Não pode – respondeu inconformado, enquanto abria a porta do carro.

A moça se despediu e se afastou, quando o professor finalmente deu a partida.

Nunca o trajeto lhe parecera tão longo, nunca os faróis estiveram tão fechados como naquela noite. Repassou mentalmente as aulas planejadas para a graduação e pós-graduação, assim como as orientações com os alunos de mestrado e doutorado. Amanhã, certamente as palavras não lhe faltariam.

O trânsito fluía e, por fim, pôde avistar o portão branco, a amoreira em frente e a janela da sala aberta. Estacionou. Subiu os degraus até a porta de entrada. Forçou a maçaneta para baixo. Trancada.

— Margarida!

As únicas vozes que ouvia vinham da televisão. Talvez Margarida não o escutasse, afinal, o som estava bastante alto, como sempre.

— Margarida! Margarida! – gritou, ao mesmo tempo em que batia à porta com impaciência.

Logo ouviu passos e barulho pela fechadura. Sua mulher apareceu visivelmente contrariada. Não gostava de ser incomodada enquanto assistia à novela.

— O que há? Não tem a chave? – perguntou-lhe com a respiração ofegante.

— Chave? – perguntou surpreso. — Que chave?

— Ora, da casa, Ervin! – respondeu, virando as costas para voltar ao sofá.

Durante alguns segundos, o professor permaneceu parado, olhou para o chaveiro. Estavam lá, ambas as chaves, a do carro e a da casa. Por que mesmo havia chamado sua mulher?

Assim que entrou, deixou a pasta sobre o móvel do pequeno *hall*, o mesmo móvel em que Margarida costumava colocar um vaso com flores. O arranjo exibia dálias brancas e rosas amarelas com uma textura sem viço e um colorido desbotado.

— Logo vamos jantar – disse ela sem desviar os olhos da tevê.
— As flores estão murchas, Margarida. Você viu?
— Claro que vi. Já estão aí há quase uma semana. Só amanhã é dia de feira, dia de comprar as flores, esqueceu?
— Ah, sim... Amanhã é...
— Terça-feira, Ervin! – levantou-se irritada e foi à cozinha esquentar a sopa.

Ervin seguiu Margarida, mas se desviou para a dispensa. Pegou a tábua com pão italiano, colocou-a sobre a mesa já posta para o jantar e partiu uma fatia. Enquanto isso, Margarida, diante do fogão, mexia a colher de pau na sopeira.

— Natasha já chegou? – perguntou o professor.

Ela o olhou surpresa.

— Mas o que há com você? Não sabe em que dia estamos? Hoje Natasha atende até mais tarde.

— Ah, sim... Ela atende até mais tarde. É que falei com ela. Ah, foi no celular – murmurou pensativo.

Sentaram-se em silêncio. Há muitos anos viviam a mesma cena sempre àquela hora, um diante do outro, cada qual olhando para seu próprio prato. De vez em quando surgia um comentário, uma observação, às vezes, algo que o desagradava.

— Vou marcar uma consulta para você, Ervin.
— Consulta? Para que consulta? Não estou doente.
— Esses seus esquecimentos... Não é normal ser assim.

Incomodou-se ao sentir as faces quentes. Sua pele clara sempre evidenciava o que lhe passava nos sentimentos, mesmo aqueles que não queria revelar. Margarida poderia até lhe dizer que o achava mais debilitado, com falta de energia, o que talvez uma boa dose de vitaminas resolvesse. Mas anormal ele não era.

— Não preciso de ninguém – respondeu rispidamente. — Sinto-me bem. Médico para quê?

— Ai, ai, meu Deus! – suspirou ela. — Outro dia, você guardou o pijama na gaveta dos lençóis! Sem contar que na semana passada se perdeu na rua voltando da padaria, lembra?

Ela não entendia nada, mesmo quando lhe explicava que era um homem ocupado, um professor de prestígio que escrevera tantos livros e tinha a cabeça cheia de tantas teses. Era natural que no meio das ideias perdesse a orientação momentaneamente. Em um segundo pode-se errar o caminho, e Margarida não precisava se preocupar tanto.

— Por isso, acho sim que você deve procurar o médico. Por que não vai ao doutor Lamartine? Curou sua pneumonia. Gosto muito dele e, além disso, é nosso amigo há anos.

— Não preciso do doutor Lamartine. Tive um branco, Margarida, apenas isso. Não vou ao médico por causa de um branco. Só me falta essa! O médico vai perguntar o que eu tenho e o que vou dizer?

Era verdade que se sentia um pouco confuso com os dias da semana, do mês, e anotar os compromissos na agenda havia se tornado uma atividade imprescindível. Logicamente, pelo excesso de trabalho. Além das aulas da faculdade, tinha alunos de mestrado e doutorado que exigiam atenção específica para as pesquisas. Sua mulher, sempre impaciente, não compreendia seu desgaste físico e até mesmo mental devido à sobrecarga de responsabilidades. Ela, ao contrário, só tinha as ocupações da casa, e podia estar sempre mais descansada. Mas, naquele momento, percebeu-se alterado, ainda mais pelo fato de que ela nunca se calava quando contrariada. Tinha que dar a última palavra.

— Querendo ou não, vou telefonar para o doutor Lamartine. Se não for nada, melhor, Ervin.

Ele não respondeu, terminou a sopa e se levantou. O dia já havia sido exaustivo demais, e após uma boa noite de sono ficaria inteiro. Médico, imagine se precisava de algum médico. Precisava de mais compreensão, apenas isso.

O fim do ano chegou, o Natal passou e vieram as férias de janeiro. Ervin cumpria com rigor a rotina. Todos os dias ia à padaria e na volta tomava café com a mulher e a filha.

Numa manhã, após ter-se levantado bem cedo, saiu e se pôs a andar pelas ruas do bairro. Não encontrando o que queria, voltou desolado.

Ao entrar na copa, avistou Natasha, que ajudava a mãe a pôr a mesa do café. Quando o viu, deu-lhe um beijo na face.

— Bom dia, pai. Como está o tempo lá fora? – perguntou-lhe, enquanto colocava as xícaras sobre os pires.

— O tempo? – perguntou Ervin, sentando-se à mesa. — Está bom. Natasha olhou para as mãos vazias do pai.

— Ué – exclamou ela. — Pensei que tivesse ido à padaria.

— Pois fui, mas a padaria mudou de endereço sem nos avisar. Pode uma coisa dessas? Esse português podia ter mais consideração com a gente, ora!

— Mudou de endereço? Que estranho. Assim de repente? Ontem você não comprou pão lá?

— Pois é. Comprei como tenho comprado há mais de trinta anos, e, sem mais nem menos, a padaria desaparece da rua. Devem ter tirado até a placa, porque não vi nada. Nunca vi uma coisa dessas, minha filha, nem em meus quarenta anos como professor de literatura. Aliás, bem que poderia dar um bom conto: "A padaria que sumiu da rua". O que você acha? – perguntou, como se pudesse mudar o foco da conversa.

— Pai, isso não é ficção, é realidade! – disse, rindo. — Uma padaria não some da rua do dia para a noite.

Ervin voltou a atenção aos passos da mulher que vinha da cozinha com a garrafa térmica na mão.

— Que história é essa? A padaria fechou? – perguntou-lhe a esposa, parecendo zangada.

Natasha levantou as sobrancelhas sem dar tempo ao seu pai de explicar o ocorrido.

— Ele disse que a padaria fechou.

Margarida arregalou os olhos e lhe lançou certo ar de incredulidade, como se ele fosse incapaz de dar uma notícia fidedigna.

— Por que me olha assim? – perguntou Ervin. — Acha que não fui à padaria? Que estou enganando minha filha? Só me falta ouvir essa injúria. – disse, balançando a cabeça. Pegou o bule e verteu o café na xícara. — Para você, Margarida – continuou fixo no café –, estou sempre errado, sempre confuso. Estou cansado de ser tratado como um inconsequente.

— Eu é que estou cansada – retrucou Margarida. — Não aguento mais ter de verificar se você trancou o portão cada vez que entra em casa, se desligou o gás, se pegou ou não o dinheiro que separo para a empregada toda semana. Estou exausta... E sabe o que eu acho? Você errou o caminho da padaria, como errou no outro dia em que foi ao banco.

— Banco? Não vou mais ao banco há muito tempo, pago tudo pela internet. Pelo menos – perguntou para a filha tentando sorrir um pouco – para alguma coisa serve essa tecnologia, não é, Natasha?

Natasha fez um sinal afirmativo com a cabeça e tocou levemente a mão do pai.

— Ora, Ervin – interrompeu a mulher, gesticulando sem parar –, você precisou ir ao banco trocar a senha do seu cartão bloqueado no caixa eletrônico, não lembra? Foi anteontem, meu Deus do céu! Não é possível que eu seja a louca aqui!

Ervin permaneceu calado, mexendo o açúcar no fundo da xícara.

— Deixa para lá, mãe. Eu também tive meu cartão bloqueado, digitei a senha errada por três vezes. – E, virando-se para o pai...
— É assim, pai, acontece.

— Acontece com todo mundo, menos com ela – disse ele indignado. — E o pior é que ainda inventa coisas para me desmoralizar – respondeu Ervin, que apertava uma mão na outra, como se quisesse logo o fim daquela conversa.

O ambiente estava tenso e Margarida se sentou, cobrindo o rosto, num gesto de desespero.

— Não sei mais o que faço. Vocês não entendem o que eu passo – disse, como se fosse chorar. — E já que você compreende seu pai, Natasha, fale para ele ir ao médico, quem sabe ele ouve.

Natasha nada disse, apenas olhou com ternura para Ervin, que a correspondeu.

— Você tem que ir ao doutor Lamartine – continuou Margarida. — E com urgência, porque essas coisas da cabeça precisam ser tratadas logo e, além disso...

— Pare de falar de doença! – gritou Ervin. — Já disse que estou bem, entende? – levantou-se arrastando a cadeira para trás. Saiu, deixando o café pela metade.

Foi ao *hall* de entrada e vestiu o paletó que estava pendurado perto da porta. Precisava caminhar, respirar. Natasha foi atrás.

— Pai, aonde você vai?

— Andar um pouco, filha.

— Mas assim, irritado desse jeito? Por que não vai ler o jornal?

— Preciso sair.

— Então se cuide – disse, esboçando um sorriso antes de beijá-lo. — E não se perca...

Ervin tocou com carinho o ombro da filha.

— Não vou me perder. Isso é coisa da sua mãe. Imagine se é possível que eu me perca num bairro em que conheço até mesmo o cheiro de cada esquina.

Ao deixar o *hall*, fechou a porta atrás de si, desceu os degraus que levavam à garagem e passou pelo portão, tomando os ares da rua.

Natasha tinha apenas cinco anos quando se mudaram para lá; Ervin gostava de rememorar as histórias que lhe vinham à cabeça. Natasha brincando na calçada com as crianças de sua idade, e Alberto, quatro anos mais velho, sempre com a bicicleta, para cima e para baixo. Natasha era bem mais frágil, magra, comia pouco, e por isso preocupava-o muito. Quando ele voltava da Universidade, ela corria até o pai e pendurava os braços finos e compridos no seu pescoço.

Eram outros tempos, Ervin trabalhava muito, e a mulher não o acusava desses esquecimentos que agora tanto a incomodavam. Não fosse a prepotência de se achar dona da verdade, até que poderia marcar uma consulta com Lamartine, seu clínico e amigo há muitos anos. Assim, tendo feito todos os exames necessários, provaria a ela que não tinha nada. Absolutamente nada. O jeito impositivo da fala de Margarida irritava Ervin, o que o levava a fazer tudo ao contrário do que a mulher ditava. Não iria a médico algum apenas porque ela o julgava caduco. Ainda bem que Natasha vivia com eles por esses tempos, para amenizar o peso que seria a casa impregnada pelo mau humor de Margarida.

O sol esquentava àquela hora da manhã, e o comércio local estava movimentado. Dobrou a terceira à direita, depois a segunda à esquerda. Continuou a perfazer o caminho costumeiro de todas as manhãs, até que se deparou com o português à entrada do estabelecimento onde ia comprar pão todas as manhãs. Vendo seu freguês, o comerciante logo lhe acenou. Ervin correspondeu, intrigado. Afinal, a padaria não tinha mudado de endereço?

O verão passou, as estações se sucederam, até que veio um novo ano.

Ervin continuou a se manter irredutível. Teimoso, não aceitava ir ao médico, mesmo que sentisse a confusão dos pensamentos lhe atrapalhar a vida.

O semestre letivo já havia iniciado e Ervin voltava para casa, cansado após uma intensa manhã na Universidade. Parou o carro na garagem, entrou em casa, e subiu até o quarto para tirar os sapatos. De chinelos confortáveis, desceu as escadas e se dirigiu à escrivaninha para corrigir alguns trabalhos. Depois do almoço, um de seus alunos chegaria para ser orientado.

Com as folhas encadernadas nas mãos, colocou os óculos e começou a percorrer o texto. Ultimamente fazia mais esforço para se concentrar, as letras surgiam confusas. Tentou mais uma vez. E outra vez. Tirou os óculos e esfregou os olhos. Recolocou-os e voltou a ler até largar os papéis bruscamente. Levantou o olhar em direção ao pequeno jardim situado defronte à janela do escritório. Estava irritado. Os alunos não sabiam mais escrever, e isso lhe dava um enorme trabalho. *Professor deveria ganhar o dobro, isso sim* – pensou.

Começara na vida acadêmica muito jovem, e, ainda antes de se formar, escreveu alguns artigos para a revista literária da faculdade. Depois fez mestrado, doutorado e livre-docência. Considerado um mestre, seus livros eram referências para muitos estudantes de literatura. Mas agora, com quase 75 anos, começava a se sentir menos disposto, o que deveria ser normal. No entanto, não conseguia se imaginar longe do trabalho, insistindo na atividade ainda por algum tempo, mesmo sem receber o que merecia. Não queria permanecer apenas em casa, de chinelos, na frente da tevê, ouvindo as queixas constantes de Margarida.

Nesse momento, ouviu a maçaneta girar. Margarida apareceu e avisou que o aluno tinha chegado. Ervin se levantou e lançou um olhar por cima das lentes, dizendo que o atenderia na sala de visitas. Caminhou até a porta com o trabalho nas mãos e, ao perceber que Margarida olhava para seus chinelos, passou rapidamente por ela, não querendo dar margem a qualquer comentário.

O rapaz, sentado no sofá, cumprimentou-o assim que o viu.

— Como está, Marcos? – perguntou Ervin. — Que bom que chegou pontualmente. Uma rara qualidade dos jovens de hoje, pois poucos ligam para quem os espera. Existe maior falta de respeito do que deixar alguém esperando? O tempo, meu rapaz, é precioso para todo mundo.

— Sim, professor, mas o meu nome é Pedro, não é Marcos – corrigiu o aluno, forçando um sorriso.

— Ah, Pedro. É claro.

— Não se preocupe com isso, professor, o senhor tem tantos alunos, é normal – respondeu o jovem.

— Então, vamos lá, vamos ver as questões que precisam ser aprofundadas no seu trabalho – abriu a encadernação e começou a procurar os trechos que queria comentar. Folheava rapidamente.

Pedro tentava acompanhar os movimentos do seu orientador, que manuseava o texto.

— Deixe-me lembrar o que era... – disse Ervin sem tirar os olhos de um amontoado de palavras. – Você não aprofunda a antítese da poesia barroca... Jogo de luz e sombra. Isso vive dentro da gente, sabia?

Pedro olhou para Ervin sem dizer nada.

— Nossos conflitos estão aí. Por isso gosto da temática barroca. Reflete a nossa alma, cheia de inquietações. Veja só Gregório de Mattos, os poemas de amor, dicotômicos. De um lado, a virgem idealizada, mulher inatingível, quase uma santa, e de outro, a prostituta, o amor carnal, selvagem.

O rapaz pareceu se inquietar, mexeu-se no sofá como se procurasse uma posição melhor e respondeu:

— Acho que tem alguma coisa errada, professor. Meu trabalho é sobre Drummond.

— Drummond? Carlos Drummond de Andrade... – repetiu pensativo. — Tem certeza?

— Sim – reafirmou o rapaz.

Ervin fez uma pausa. Ouviu a própria respiração, mais intensa, ao mesmo tempo em que uma raiva súbita daquele jovem o invadiu.

— Você pensa que não sei o que digo, rapaz?

— Não é isso, professor – respondeu Pedro em voz baixa.

— O senhor deve ter trocado os trabalhos, acontece. Não faz mal.

— Não troquei nada porque não sou... irresponsável!

Interrompeu a fala ao ver Margarida aparecer na porta da sala segurando um pano de prato.

— Por que todos me olham assim? Vão todos à merda, ora! – alterou-se, jogando o material do aluno sobre o sofá.

Ninguém dizia nada. Nem Margarida, nem o aluno que o fitava com as sobrancelhas arqueadas.

— Vá embora daqui, seu prepotente! – gritou Ervin, já bem fora de si, retirando-se bruscamente para o escritório.

Tinha raiva de todos, tinha raiva, muita raiva de Margarida. Ela, que havia olhado continuamente para seus chinelos, afrontando-o mais uma vez com sua mania de criticar, de controlar. Era somente isso que ela vinha fazendo ultimamente. Depois de 47 anos de casamento, parecia uma espiã inoportuna infernizando sua vida, fazendo-o se sentir ora uma criança, ora um incapaz. E o pior eram as insinuações sobre coisas que ele nem mesmo se lembrava.

Ervin se sentou e, com as mãos na cabeça, teve vontade de chorar. Vivia um caos interno, e tudo por causa da confusão dos outros. Não compreendia o que lhe diziam, faziam-no confundir nomes, e era sempre colocado no banco dos réus. Estava, sim, no banco dos réus, e todos queriam sufocá-lo com acusações infundadas. Principalmente Margarida.

Permaneceu de cabeça baixa, quando ouviu a mulher trancar a porta de entrada. De repente, deu-se conta de seu comportamento exagerado com relação ao rapaz, mas, naqueles momentos, era tomado por atos incontroláveis que ele mesmo não compreendia. Pelo barulho, percebeu que Margarida voltara a lavar a louça. Sentiu desejo de estar só, de não falar com ninguém, pois assim não precisaria expor certos esquecimentos que o tomavam de sobressalto, e não queria de maneira alguma acabar sua vida com a imagem de um professor velho e ridículo.

Alguns dias depois desse acontecimento, Ervin se viu forçado a enfrentar uma conversa com o doutor Lamartine, que, convidado por Margarida para um jantar em casa, foi recebido como um velho amigo da família.

Perto das oito horas da noite daquele sábado, a sala de jantar estava devidamente iluminada e a mesa posta, quando Ervin ouviu a campainha. Levantou-se e foi até à porta.

— Boa noite, Lamartine!
— Ervin! Quanto tempo, meu amigo.

Ervin se sentiu descontraído; apesar do caráter reservado e metódico de quem se dedica ao estudo dos imortais da literatura, receber uma visita agradável, um doutor de conversa inteligente, era sempre motivo de satisfação.

Dirigiram-se à sala de estar, onde o perfume das flores do campo se misturava ao cheiro da carne regada a vinho que saía da cozinha.

— E então, meu caro Lamartine, o que me conta de novo?
— Vim de uma viagem à França, você sabe, meu filho mais velho mora lá há alguns anos. Que país, Ervin! Cada vez que ponho os pés na terra do *foie gras*, da *baguette* e do *camembert* não tenho vontade de voltar ao feijão com arroz – respondeu rindo o doutor, levantando-se prontamente para cumprimentar Margarida que vinha da cozinha.

— Lembra-se, Margarida, quando estivemos em Paris há... há quanto tempo mesmo? Vinte... dezoito... Natasha tinha... Puxa, era menina ainda. Quando foi mesmo, Margarida? – perguntou à mulher, tendo a leve impressão de que havia acontecido algo diferente naquela ocasião. Mas como não conseguia se lembrar, continuou:
— Não sei por que saímos antes das férias de inverno, lembro-me que foi em maio, chegamos em plena primavera europeia, uma

maravilha! É que eu tive uma... – olhou para Margarida esperando que ela completasse seu pensamento, mas ela se mantinha rígida, calada, olhando-o fixamente.

— Saíram antes de acabarem as aulas? – quis saber o amigo.

— Fizemos uma viagem repentina. Acho que por um prêmio que ganhei. Foi um prêmio, não é, Margarida? – Esperava o gesto afirmativo da mulher, mas uma tristeza o invadiu, enquanto sua mente se tornava um espaço vazio. Um espaço sem imagens, sem lembranças, sem vozes do passado a soar.

E, naquele ínterim, sem palavras, mais uma incerteza se colocava como um muro, confundindo seus pensamentos.

Observou Margarida, com o rosto sério, voltado para baixo, e as sobrancelhas franzidas. Mostrava-se contrariada, como sempre. Por que não dizia de uma vez o que tinha acontecido naquele ano, ela, que julgava ter uma cabeça tão boa?

Ervin se virou, então, para Lamartine.

— Aceita um uísque? Um vinho?

— Obrigado, Ervin. Já não estou bebendo mais. Aceito água, com gelo.

Margarida saiu por um instante e Lamartine perguntou:

— Meu amigo Ervin, você tem esquecido algumas coisas com frequência?

— Coisas normais da idade, não é? – respondeu desviando o olhar para as flores sobre a mesa. — É que aqui estão exagerando tudo. Devem até já ter-lhe falado a meu respeito. Não é bem assim, são intrigas sem fundamento – disse querendo sorrir.

— Intrigas? – quis saber o doutor.

— Margarida se incomoda com tudo o que faço. Ah, se eu soubesse que as mulheres se tornam tão... Tão como? – passou a mão no queixo, pensou um pouco... — Ah, mal-amadas... Mal-amadas... Não, não é isso. Mal-humoradas... Quando ficam velhas, ficam mal-humoradas... e eu não me casaria mais. Não me casaria mesmo.

Lamartine riu e lhe deu um leve tapa nos ombros.

— Como não, Ervin? Melhor assim do que sem. Minha mulher me faz falta, muita falta. Depois que Dulce morreu, o que me resta é esperar a visita dos filhos, dos netos, para aplacar a solidão

— mexeu uma das pernas e adiantou o corpo para frente como se fosse se levantar. Mas, em vez disso, acomodou-se nas almofadas e suspirou. — Pois é, meu amigo, precisamos buscar razões para envelhecer, senão, os anos passam e cada vez menos encontramos sentido para a vida.

— Razões? – interrogou Ervin, curioso. — Que razões podemos ter para nos tornarmos velhos? Só tem desgraça!

Ervin mantinha os olhos pregados ao rosto de Lamartine. Estavam mesmo velhos. Mas, naquele instante, Margarida os chamou para irem à mesa.

Sentado na cabeceira, Ervin exclamou:

— Puxa, Lamartine, nem lhe oferecemos uma bebida. Você não tomou nada ainda. Quer um vinho?

— Não, obrigado, Ervin. Acabei de tomar água. Não estou bebendo álcool há algum tempo.

— Ele já tinha dito isso, Ervin – intrometeu-se Margarida.

— Ora, se ele tivesse dito, eu... eu saberia – contestou Ervin.

— Meu amigo, faz tempo que não o vejo no meu consultório. Sabe, depois de certa idade é bom fazermos exames de rotina. Sei que você não gosta, mas fique sabendo que ninguém gosta.

— Ah, isso não é verdade. Existem pessoas que só falam de doenças e de exames. Adoram uma complicaçãozinha para fazer tragédia para todo mundo. Ficam importantes pela doença... Que coisa, não é Lamartine? Querer atenção pela doença. Ah, eu prefiro minha paz a ter que ser examinado nesses laboratórios cheios de instrumentos invasores.

Lamartine riu.

— Sempre o mesmo Ervin! Mas o laboratório é necessário para a prática médica. É um campo de investigação – corrigiu ele. — A medicina hoje é muito mais preventiva do que anos atrás.

— E por causa dessa prevenção, muitas vezes sofremos transtornos por nada – afirmou Ervin.

— É por precaução – completou Margarida. — Quanto antes se descobre uma doença, melhor; tem mais chance de cura, porque às vezes é tarde demais.

— Tarde demais! Pois que seja tarde demais! Não vou cair nesse medo infundado em que nos mete a medicina atual.
— Não é medo, Ervin, é precaução – repetiu ela.
— Precaução por causa do medo que colocam na nossa cabeça. Vá você se precaver, cuidar da sua falta de ar! Eu prefiro ficar no meu lugar, e detesto que mexam em mim.
— Vê como ele teima, Lamartine? – disse Margarida com a voz mais baixa.
— Não quero ninguém se intrometendo na minha vida e me espiando por dentro também! – gritou Ervin.
Fez-se silêncio. Ervin sentiu que havia exagerado na reação, ainda mais diante do amigo, mas nos últimos tempos não conseguia se conter.
— Muito boa essa carne, Margarida – disse Lamartine, tentando, talvez, amenizar o constrangimento.
— É o que sempre fiz na vida, cozinhar para esta família – respondeu ela. Em seguida, levantou-se e buscou a sobremesa.
Depois do jantar, acomodaram-se na sala e Margarida trouxe um chá, sentou-se e tratou de falar dos filhos. Alberto continuava no Canadá com a família e Natasha voltara à casa dos pais desde o divórcio, mas tinha comprado um apartamento num prédio ainda em construção. Lamartine os vira crescer. Lembrou dos olhos curiosos de Natasha, que o observava com certa distância sempre que ia visitar a família.
— Já tinha verdadeira admiração pelo saber – afirmou Ervin.
— E julgava a nós, médicos, sabedores de tudo – completou Lamartine.
Natasha se tornou o assunto principal da conversa, e assim permaneceu por vários minutos: uma mulher inteligente, sensível, alguém que desde muito jovem tinha ideais humanitários.
— Rezo para que encontre um homem bom como ela – desabafou Margarida, que esfregava as mãos enquanto lançava um olhar interrogativo para Lamartine, talvez pensando que a prática da medicina pudesse ter seus momentos de adivinhação.
Um médico conhecia tanto o ser humano que bem poderia saber seu destino. Talvez essa fosse a expectativa de Margarida,

como sempre esperançosa em ouvir palavras consoladoras que assegurassem a felicidade da filha, e como era evidente que suas palavras não provocaram o efeito desejado, continuou. — Vou lhe confiar algo pessoal de minha filha, ela sofreu com aquele ex-marido ordinário. Natasha precisa de um homem que a admire, isso sim.

— Você está de volta ao romantismo? – interrompeu Ervin.
— Abra os olhos, Margarida, a realidade é outra. As relações são muito... Muito... – a palavra lhe faltava. — Como era mesmo que se dizia?

— Muito voláteis – ajudou Lamartine.

— É, pode ser – concordou Ervin, mesmo com a sensação de que havia outra palavra. *Qual palavra mesmo?*, pensou ao fitar Lamartine. Havia algo a lhe perguntar. O que era? Queria saber de... Como era mesmo o nome dela? Puxou seus pensamentos lá no fundo de sua mente, lembrava-se do rosto de... da amabilidade e do delicioso nhoque que comera em sua casa em alguns domingos. Mas não podia dizer seu nome. Percorreu todas as letras do alfabeto com esforço, era com M, não, não era. B... ou D... Sim, começava com D.

— Lembro-me que o aniversário de D...

— Dulce – respondeu Margarida percebendo o esquecimento do marido.

— Claro, mas eu já ia dizer – respondeu para a esposa, irritado. Virou-se para Lamartine e continuou: — O aniversário de Dulce é no final do ano, está perto, não é, Lamartine?

Houve silêncio. Ervin não compreendeu por que Margarida o encarou, séria. Lamartine pegou o copo com certa lentidão. Bebeu. Logo em seguida pousou o copo na mesa e se virou para Ervin.

— Dulce faleceu há dois anos e meio. Você esteve com Margarida no velório.

Ervin se sentiu envergonhado. Não era um acontecimento comum, cotidiano. Era morte, algo de que jamais se esquece.

Permaneceram calados. Margarida pegou o bule de chá. Ervin permanecia quieto, ouvindo o barulho do líquido sendo despejado na xícara.

— Ervin, sou seu amigo, acredite – disse o médico, fazendo pausas entre uma palavra e outra. — Você precisa tratar esses esquecimentos. Conheço um médico especialista que pode ajudá-lo muito.

— Especialista? – perguntou Margarida.

— Sim, o doutor Daniel. É mais jovem do que eu, foi meu aluno. Ótimo aluno. É neuropsiquiatra, o que eu não sou.

— Neuro... O quê? – quis saber Ervin.

— Psiquiatra. Neuropsiquiatra – respondeu Lamartine. — Daniel se especializou em neurologia e depois em psiquiatria. Excelente doutor. Podem confiar.

— Nunca ouvi falar dessa especialidade. Inventam cada coisa.

— É para o bem – interveio Margarida.

— Bem? Que bem? Vocês pensam que estou louco? – perguntou Ervin. Sentiu o sangue lhe subir à face. — Vocês querem me confundir, querem que eu creia que sou um ve... velho de... mente?

Lamartine se levantou para tentar acalmá-lo, mas Ervin se esquivou e saiu rapidamente em direção à escada. Queria ficar só, afinal, não tinha problema algum de saúde, apenas cansaço devido à idade. Até poderia fazer alguns exames de rotina, mas psiquiatra, e ainda mais esse tal de neuro... Era demais. Não precisava de ninguém para observar o funcionamento de sua cabeça, clara, lógica, cabeça que o protegia das confusões emocionais que a razão não entende. Sempre tomara decisões direcionadas pelo intelecto e jamais errara. Um intelecto brilhante que o tornara conhecido até mesmo nos meios acadêmicos do exterior.

Assim, se fosse ao médico, se submeteria aos exames de rotina por decisão própria. Mas neuropsiquiatra, não. Estava completamente fora de suas necessidades.

III

A brisa invadia o recinto e as cortinas do consultório desenhavam pequenas ondas no ar. Daniel olhou para o interfone que logo emitiria dois toques rápidos, assim que chegasse o próximo paciente, uma mulher que desejava lhe falar sobre o marido. Não resistindo ao frescor do ar, foi até a janela. A sensação de bem-estar dava leveza às exigências do trabalho, afinal, Daniel passava horas do dia tentando desvendar o que mais o atraía naquela profissão, e que tantas vezes o colocava diante do inefável mistério humano: a mente.

Os dois toques do interfone finalmente o fizeram voltar à mesa. Atendeu e pediu para que a paciente entrasse no consultório.

Logo a senhora apareceu segurando uma pequena bolsa debaixo do braço. Mostrava uma respiração acelerada e um cansaço exagerado pelos poucos passos que dera no corredor. Apresentou-se como esposa de um professor aposentado, paciente do doutor Lamartine, que estava tendo esquecimentos frequentes. Repetindo várias vezes o porquê de estar ali, não escondia sua aflição.

— Meu marido tem esquecido muitas coisas, faz trapalhadas, coisas esquisitas mesmo. Eu não sei o que acontece, doutor.

Daniel a interrompeu:

— Que tipo de coisas esquisitas?

— Guarda o leite no armário, esquece a chave do lado de fora, deixa o portão aberto... Estou tão cansada, tenho que ficar atrás dele, ver se fez tudo direito. Às vezes parece uma criança.

— O que mais?

— Diz que não almoçou, quando não dá nem uma hora que saímos da mesa! Erra o caminho do banco, da padaria... Ah, ele está tão diferente. E não reconhece que está errado, o pior é isso. Teima, teima, teima comigo! Teima o tempo todo dizendo que não fez nada daquilo.

Daniel começou a tomar notas.

— Isso desde quando? – quis saber.

— Está mais evidente há pouco mais de um ano. Mas ele já vem se confundindo há algum tempo. A primeira vez foi no casamento de Alberto, meu filho, e já faz sete anos, doutor. É possível, tanto tempo assim?

— Sim, é possível. Os esquecimentos podem se acentuar gradativamente ao longo de muitos anos. No começo são tão esporádicos que passam despercebidos.

— No começo do quê? – quis saber ela, arregalando os olhos como quem já sabe que pode se assustar com o que está por vir.

— As doenças cerebrais começam dessa maneira.

Margarida apertou a bolsa com as duas mãos. Mostrava tensão.

— Doenças cerebrais?

— É só uma hipótese. Mas me diga, o que aconteceu no casamento de seu filho? – perguntou Daniel na tentativa de definir um diagnóstico.

— Estávamos prontos para sair, tínhamos que chegar cedo à igreja, e eu me sentia muito aflita. Tive medo de me atrasar. Fui para o carro um pouco antes que ele. Eu estava muito nervosa.

— É natural.

— Temia pelo trânsito de fim de tarde, ainda mais por ser uma sexta-feira. Estávamos quase chegando à igreja quando olhei para Ervin e levei um susto. O maior da minha vida. Estava sem gravata! Como ia subir ao altar sem gravata? Se fosse um convidado qualquer, até passava. Mas o pai do noivo! Justo Ervin, sempre tão preocupado com a aparência. Então, ele teve que voltar para casa, enquanto fiquei na igreja esperando. O doutor não imagina o nervoso que senti.

— Imagino. E depois desse acontecimento?

— Bem, depois era um esquecimento aqui, outro ali, a gente não dava importância e achava que era normal da idade. Mas, não sei, agora ele está muito estranho, doutor.

— Tem momentos de agressividade?

— Sim, muitos momentos de agressividade. Não suporta ser contrariado.

— Sei... Ele ainda trabalha?

Margarida suspirou.

— Essa é uma questão que o deprimiu muito. Anda triste desde que foi chamado para uma reunião com o diretor da faculdade. Ele não quis me contar exatamente o que aconteceu, mas o que sei é que ele foi afastado. Agora está aposentado.
— É professor?
— De literatura, na Universidade Pública.
— Quando foi essa reunião?
— Há um mês. Antes disso, eu vi uma cena muito triste, em casa. Para mim, muito triste. Eu acompanhei toda a vida dele na Universidade, vi como fez nome, prestígio. No lançamento de seus livros, iam todos, até o reitor. Por isso é muito triste ver como decaiu.
— O que aconteceu exatamente? – perguntou Daniel.
— Ele ia orientar um de seus alunos e errou o nome. Isso acontece, não é o problema. Mas depois parece que confundiu o trabalho, começou a falar de um poeta, e o aluno estava defendendo outra tese. Foi o que o rapaz me disse, meio assustado, quando o acompanhei até a porta.

Depois de parar alguns momentos para escrever, Daniel levantou a cabeça para olhá-la. Ouviu seu suspiro, uma falta de ar quase a impedia de prosseguir.
— O que mais a senhora gostaria de contar?
— O que me preocupou mesmo foi a reação de Ervin. Xingou o rapaz de prepotente, coitado. Fiquei com pena do moço, saiu da minha casa sem jeito, quase não me olhou na hora de se despedir. Então, depois dessa cena, resolvi convidar Lamartine para um jantar em casa, pois Ervin se recusa a ir à consulta.
— O que a senhora sente quando ele reage dessa maneira?
— Sinto raiva. Muita raiva. Não suporto.

Daniel a encarou por alguns segundos e disse:
— Aconteceram outros fatos semelhantes na Universidade?
— Acho que sim, mas ele não me conta. Não sei se fica constrangido ou se não se lembra mesmo. Só sei que ele estava chegando em casa mais nervoso.
— Entendo...
— Sinto que ele sofre, doutor. O que ele tem?

Daniel colocou a caneta sobre a mesa.

— Preciso vê-lo, pedir alguns exames.
— Exames? Ele detesta exames. Ele está muito doente, doutor?
— Preciso vê-lo.
— Mas ele se recusa. O que posso fazer?
— Ele não pode vir forçado. Por enquanto, peço que tenha mais paciência. Concorde com ele, não adianta querer que ele se lembre de coisas quando não é possível. Também não é necessário enfatizar os seus esquecimentos. Talvez assim ele aceite vir ao consultório.
— Ah, ele é teimoso e eu preciso buscar paciência para além de mim, doutor. Cheguei ao meu limite.
— Às vezes nossos limites são muito maiores do que acreditamos – afirmou Daniel.
— Pode ser, mas me sinto cansada.

Daniel percebeu que a senhora guardava algum rancor, mas não quis aprofundar naquele momento, era apenas a primeira consulta. Também não tinha a intenção de tratar daquele homem, mesmo assim, perguntou:

— A senhora quer falar mais alguma coisa?

Ela apertou a bolsa.

— Meu marido sempre foi muito firme nas posições, e ainda se julgava dono do saber. Muito distante de mim... Eu nunca soube o que ele sentia.
— Existem pessoas que têm dificuldade em verbalizar as emoções. Isso não quer dizer que não as sintam, muito pelo contrário.
— Ele é sensível, sim. Escrevia... poemas.
— Puxa, isso é algo que suscita admiração.

Margarida ergueu as sobrancelhas e inclinou a cabeça para um dos lados, num claro sinal de dúvida.

— Mas ele não escreve há muitos anos – prosseguiu ela –, desde que fizemos uma viagem à França, num momento estafante, quando achou que teve um trabalho plagiado, coisa terrível, mas nunca nada ficou provado. Armou-se uma confusão na Universidade e lhe deram licença por motivos de saúde. Não foi fácil para mim. Ele me causou uma ferida que nunca se fechou – olhou para baixo, suspirou.

— Por causa dessa estafa?

— Não, não. Foi outro motivo, mas não vem ao caso.

— Fique à vontade, dona Margarida.

Daniel terminou a consulta dando algumas recomendações para Margarida. Acompanhou-a até a porta e, quando se viu sozinho, voltou para a janela.

Lamartine lhe encaminhara aquele paciente porque certamente desconfiava do diagnóstico. E ele, como neuropsiquiatra, era o médico indicado.

Olhou para o relógio redondo sobre a mesa. Não, não podia reviver aquele drama. Voltou a se sentar e abriu a agenda. Havia vários colegas que poderiam muito bem fazer um bom acompanhamento. Fugia daquele passado doloroso, como se, evitando o confronto, pudesse fazê-lo deixar de existir. Mas também não podia dispensar o paciente sem nem mesmo vê-lo, seria um desrespeito a Lamartine.

No início daquela noite, Daniel dirigia de volta para casa quando avistou a avenida totalmente parada. Àquela hora, os aglomerados de carros, por onde quer que fosse, faziam parte da rotina da cidade e nem sempre adiantava buscar um caminho alternativo. Pensava em mudar o consultório para seu bairro e se locomover a pé, assim, em um dia de agenda cheia como aquele, poderia fazer uma caminhada, arejar os pensamentos e deixar de ser mais um paulistano que complicava a vida da cidade.

Sua cabeça pesava. Entrou na avenida que o conduzia para casa; os faróis dos carros acesos vinham na direção contrária ofuscando-lhe a visão. Queria sair dali, encontrar alguma passagem livre e fugir daquelas primeiras pontadas de uma provável crise de enxaqueca. Mas o tempo entre a dor e a tolerância da dor entrava em um compasso apertado, cada vez menor, emergindo uma irritação crescente que ele não controlava.

Repassou seu dia numa tentativa de encontrar um refúgio interior. Um dia cheio de transtornos. Um após o outro. Transtorno bipolar, transtorno do sono, síndrome do pânico, transtorno obsessivo-compulsivo e uma provável doença de Alzheimer. Lembrou-se da senhora que chegara com uma pequena bolsa debaixo do braço e da história de seu marido, o professor aposentado, forçosamente aposentado, pobre homem.

O farol à frente abriu e fechou por duas vezes sem que Daniel pudesse andar um metro sequer. Os minutos passavam, a cabeça latejava sempre mais forte, e as palavras daquela senhora, carregadas de aflição, pulsavam como sua enxaqueca. Era muito provável que o marido padecesse daquela doença que ele, Daniel, conhecera muito antes de se tornar médico. A doença que ele conhecera pela dor da perda e da morte.

As costas lhe doíam, tentou se acomodar melhor no banco do carro. Talvez devesse providenciar uma pequena almofada para a região lombar e aceitar o fato de que os anos passam. Começou a rir; não tão velho assim, já se incomodava com as dores, e não era esse o exemplo de velhice que tivera na infância.

Veio-lhe a imagem nítida da avó. Havia sido forte, sim, forte, daquelas mulheres que cuidam de tudo. Cuidou de tudo, cuidou dele também, até o dia em que a cabeça começou a ficar meio atrapalhada.

Sorriu. Guardava da avó o seu melhor: a senhora ativa que jamais reclamava de nada, nenhum desconforto, e ainda ajudava a vizinhança com suas receitas caseiras à base de ervas. De vez em quando alguém tocava a campainha só para perguntar o que era bom para curar gastrite, diarreia ou dor nos rins. Dona Dione tinha tudo em mente, mas algumas vezes ia buscar seu caderninho de anotações antes de dar sua receita. Uma senhora respeitada, cuja opinião era levada em conta pelos outros e de quem Daniel gostava de ser o neto, o neto da dona Dione, feliz por ter uma avó que, quando menino, lhe passava óleo de lavanda no peito antes de dormir, para sentir calor no coração, como ela dizia.

Os carros da frente pouco andavam e com sorte podia às vezes engatar a segunda marcha. Ajeitou-se em vão, as costas o incomodavam e ele não encontrava posição confortável naquele banco que lhe dava a sensação de ser tão pouco anatômico. Olhou atentamente para a rua e tudo à sua volta parecia mais parado que de costume. Já havia passado o farol, mas, como raramente conseguia

engatar a segunda marcha, olhou para os lados a fim de ver se havia algum guarda, e, não vendo nenhum, pegou o celular.
— Alô, Milene?
— Alô.
— Está tudo parado. Não precisa me esperar para jantar.
— Novidade. As crianças já estão comendo. A que horas você vem?
— Não sei. Está tudo parado mesmo.
— Todo dia é a mesma coisa. Janto sozinha, ou janto tarde, por sua causa.
— Estava atendendo, tive consultas até a noite. Não deu para sair antes. Estou com enxaqueca. E também dor nas costas... Tem óleo de lavanda em casa, Milene?
Esperou uma resposta.
— Alô, Milene? Alô?
Olhou para o aparelho mudo e o colocou no console do carro. Tentou mais uma vez se acomodar e relaxar, já que não tinha mesmo para onde ir. A cabeça não se aquietava. Abriu o porta-luvas na esperança de encontrar um analgésico. Tirou os CDs e alguns documentos do carro, no fundo, havia uma caneta, uma flanela, mas nada de remédio. Talvez Milene tivesse pegado as amostras que costumava deixar ali, não se lembrando das crises de enxaqueca do marido.

Após quarenta minutos, avançou alguns quarteirões, chegando à altura da Nossa Senhora do Brasil. Uma das mais belas igrejas da cidade surgiu, então, como um alento à vista cansada de ver carros e ônibus por todos os lados. As luzes acesas e a movimentação dos manobristas indicavam que haveria algum casamento. Vó Dione tinha o sonho de vê-lo se casar na igreja e jurar fidelidade eterna à sua amada.

Muito religiosa, ia à missa todos os domingos. Desde muito pequeno, quando foi morar na casa dela, Daniel a via apressada na manhã de Finados. Saía elegantemente vestida, mas punha sapatos baixos para caminhar, pois dizia que ia descer um ponto antes da entrada do cemitério, onde havia uma floricultura mais em conta.

Um dia, vó Dione queixou-se de outra coisa.

— Além de tudo, hoje é o dia do vagar dos velhos.
— Vagar dos velhos, vó? O que é isso? – quis saber Daniel, curioso.
— Andam quase parando, meu filho. Atrapalham quem vem atrás.

Daniel riu. Ela era idosa, mas andava rápido, com os passos de quem jamais perde tempo.

Daniel se lembrava da avó lhe dizer que ia levar flores ao avô Lorenzo, que estava no céu, pedindo-lhe que orasse por ele, porque oração de criança não tem pecado. Daniel não compreendia muito bem o motivo de ela levar as flores ao túmulo, se vô Lorenzo estava no céu. E se não estava no céu, estava lá no cemitério. Então, por que ele não podia ir junto para vê-lo? Nunca teve resposta. No entanto, na sua infância, Finados era um dia especial. Naquelas manhãs admirava a avó, mais elegante que de costume, mais serena, como se estivesse conectada a realidades invisíveis, despertando nele, ainda criança, uma grande veneração. Ela saía de manhã rumo ao cemitério e voltava perto da hora do almoço, trazendo os ares de quem entrou em um verdadeiro templo.

Olhou para o celular no console. Pegou-o em um gesto automático para verificar se tinha alguma chamada. Não tinha. O farol abriu e Daniel se concentrou no presente, deixando para trás a igreja e os pensamentos que resgatavam emoções antigas. Se o trânsito continuasse a fluir, logo chegaria em casa e teria de enfrentar o que sempre o incomodava. Daniel tinha mania de ordem, e isso atrapalhava seu casamento. Frequentemente se irritava com o pouco caso de Milene diante da bagunça das crianças, pois ainda podia sentir o gosto da casa arrumada da sua avó, pronta para receber uma visita, sem a intromissão de papéis, correspondências ou cadernos de lição incompletos deixados em cima da mesa; sem prato com restos de pão largados no sofá, ou caixa vazia de suco com o canudo ainda molhado. Sim, talvez o melhor fosse caminhar no parque perto de sua casa para aliviar tantas dores que o incomodavam.

Com a mente tomada pelas antigas imagens, Daniel nem percebeu o tempo transcorrido desde que deixou a Nossa Senhora do

Brasil e se viu próximo da rua onde morava. Entrou na garagem e permaneceu alguns minutos sentado no banco do carro, a cabeça recostada, sentindo fortes marteladas que pareciam comprimi-lo por dentro. Não tinha vontade de se deparar com a implicância de Milene que o encheria de cobranças. Além disso, não iria mais jantar com os filhos, pois a enxaqueca lhe tirava a fome e, a essa hora, Mateus e Felipe já estariam se preparando para dormir.

Em vez de subir ao quinto andar, onde morava, Daniel parou no térreo, deu boa-noite ao porteiro e saiu para a rua, batendo a porta de ferro das grades externas do prédio. Andou dois quarteirões para a esquerda, depois atravessou para a outra calçada, de onde logo pôde avistar as copas das árvores meio indistintas no escuro da noite, um pouco iluminadas pelas lâmpadas brancas dispostas ao longo das pequenas alamedas do parque.

Ali, Daniel costumava caminhar todos os sábados pela manhã, em meio a cães presos pelas coleiras, crianças em seus carrinhos e pessoas fazendo *cooper*. Mas, naquela paz forçada da hora, entregou-se a pensamentos que o tiravam de sua rotina familiar. Naquele instante, começou a repassar mentalmente as lamentações da senhora com a pequena bolsa debaixo do braço, aflita com os esquecimentos e a agressividade do marido. Contara-lhe detalhes preocupantes, denunciando que a doença poderia estar em um fluxo contínuo, sem retorno.

Atravessou o portão do parque. Alguns idosos passeavam ali durante o dia, muitos com acompanhantes. Havia algo errado em tudo aquilo. O diagnóstico de Alzheimer era quase sempre tardio, pois ficar velho sempre significava perder mais capacidades até ficar caduco. Não, não podia ser assim. Essa era apenas uma parte da história, pois deveria surgir algum ganho na velhice, senão, não haveria razões para se continuar existindo.

Diagnóstico tardio, isso sim precisava ser alertado. Um bom tema para ser levado ao próximo congresso de Medicina.

A doença de vó Dione também só foi diagnosticada anos após os primeiros sintomas, confundidos com "coisas da idade". A memória falhava com frequência e ela dizia coisas estranhas que faziam o neto rir, até que ela se enervava e saía de perto. A mãe dizia a Daniel que a avó estava ficando velha. Era preciso ter paciência.

Foi então que, no Natal de seus oitos anos, algo muito estranho aconteceu.

Era ainda início da tarde, e Daniel, sentado perto do pinheiro iluminado por pequenas luzes coloridas que piscavam de maneira rítmica, acariciava o pelo branco e ainda macio do pequeno filhote que tinha uma mancha preta ao redor do olho direito, dando-lhe uma característica única. "Sem raça definida", era assim que dizia a todos que lhe perguntavam sobre aquele cãozinho tão simpático e diferente. A expressão que lera na carteira de vacinas era repetida com certo alívio, permitindo-lhe escapar do termo "vira-lata".

Sob a árvore, um único pacotinho. Um osso sintético bem embrulhado com o nome "Dapatinha" escrito em letra grande, redonda e irregular, que ele comprara no dia anterior em um *pet shop* do bairro. Colocou-o logo ali, certo de que Papai Noel não se importaria em encontrar um presente estranho no meio da madrugada. Estando entretido a brincar com o cãozinho, irritou-se quando ouviu a mãe gritar da cozinha que fosse chamar a avó, afinal, já era tempo de iniciar os preparativos da ceia.

Contrariado, deixou Dapatinha e subiu correndo.

— Vó! Vó! – falou em voz alta, ao mesmo tempo em que abria a porta do quarto. De repente, se calou e fitou a avó. Ainda de camisola, enroscava uma fitinha vermelha entre os dedos. Ela levantou a cabeça, parecia irritada.

— O que é, menino?

— Minha mãe disse que tem que colocar o peru no forno.

— Peru? Hoje não é dia de peru.

— É sim, vó! É Natal! – respondeu rindo.

— Você está doido, menino. Quer me deixar doida também! Que coisa! – disse, voltando a se concentrar na fitinha.

Daniel notou que alguma coisa estava diferente. Sua avó tinha os cabelos desalinhados, e era a primeira vez que a via sem o costumeiro coque. Voltou à sala e disse, mal podendo controlar o riso:

— A vovó está esquisita...

A mãe não lhe deu muita atenção e se pôs a trabalhar sozinha. Algumas horas mais tarde, a irmã de vô Lorenzo chegou sorridente. Única pessoa da família que costumava aparecer na noite de

Natal, a tia abraçou a sobrinha, entregou um presente a Daniel e olhou à sua volta como se procurasse por vó Dione. Sendo assim, Daniel logo ouviu o que não queria: sua mãe, mais uma vez, o mandava chamar a avó.

Mal começou a correr pela escada, Daniel ouviu a avó fechar a porta lá de cima. Ela apareceu com os olhos arregalados, ajeitando os cabelos com as mãos, e desceu, degrau por degrau, juntando os dois pés em cada um, até que apareceu na sala.

— Olá, Dione! É a primeira vez que a vejo de cabelos soltos – disse a tia.

Após os cumprimentos, a mãe avisou que a ceia estava pronta.

— Já? Mas não preparei nada ainda! – exclamou a avó.

— A senhora não quis descer. Achei que queria descansar.

Vó Dione franziu as sobrancelhas e olhou de maneira fixa para a filha.

— Por que não me chamaram? Eu ia fazer o peru.

— Daniel foi chamar a senhora, mãe.

— Não me chamou, ora – e virando-se para Daniel. — Por que não me chamou, menino?

Daniel riu.

— Chamei sim, vó!

— Vejo que está tudo feito e o cheiro está delicioso – intrometeu-se a tia, pondo fim àquela discussão.

Durante a ceia, Daniel observou a avó calada, enquanto a tia e a mãe discutiam diversos assuntos. No entanto, quando a tia elogiou a comida, vó Dione se irritou.

— Falta um pouco de tempero nesse peru, e o arroz quase que virou papa – resmungou, como se conversasse com o próprio prato.

O menino percebeu que a tia e a mãe se entreolharam, mas logo desviou a atenção para o cãozinho que dormia na almofada perto da televisão. Após a ceia, as três mulheres se sentaram no sofá enquanto Daniel se voltou para Dapatinha sem dar mais importância ao cabelo despenteado de sua avó, ao esquecimento que tivera da data, à sua recusa em descer para assar o peru e a tantas outras coisas que a avó costumava fazer com tanto capricho e que não fazia mais.

Não dera importância a nada daquilo, e sem que nem mesmo a mãe se desse conta, a doença entrava em cena a passos pequenos, quase invisíveis, tomando de surpresa quem estivesse por perto.

Sentou-se em um banco. Um dia seria velho também, se não morresse antes. A velhice o assustava, tinha medo de perder as conquistas que fizera na vida, de ser incapaz, tornar-se dependente. Mas a história também podia ser outra. Como médico observava pessoas que, mesmo com o avanço da idade, conquistavam uma tranquilidade jamais experimentada. Era como se lhes surgissem novos órgãos de percepção, e o que não podia ser compreendido aos vinte, trinta ou quarenta, se apresentasse com uma objetividade surpreendente nos anos posteriores, minimizando todas as angústias que sempre pareceram insuportáveis. Seria o lado bom da velhice: aquilo que se ganha como compensação por tantas perdas sucessivas.

Olhou para cima. Decepcionou-se.

Estrelas são coisa rara numa cidade grande, e teve de se conformar com um céu uniforme, esbranquiçado pelas luzes e pela poluição que o cobriam. Logo viria o dia, depois a noite e o dia novamente, num ciclo de tempo contínuo que não parava nunca. Esfregou os olhos com uma das mãos e voltou a olhar o céu. O tempo podia trazer sabedoria aos homens, mas quando uma doença degenerativa se instalava, tornava-se mesmo um temido vilão.

O tempo foi levando a avó para longe dele, dia após dia, e foi nessa época que começou a temer o tempo, a velhice e a morte.

Depois daquele Natal, a avó pareceu sempre mais esquisita, falando coisas às vezes sem nexo, mas o que mais o marcou foi a primeira vez em que ela se esqueceu de preparar o almoço. Agora adulto, compreendia que ela já estava perdendo a noção das horas, um sintoma da doença de Alzheimer, que, naquela época, se expressava em atitudes que o entristeciam. Como se vó Dione não quisesse mais cuidar dele.

Foi na primeira semana de aula, lembrou-se Daniel. Menino ainda, de uniforme escolar, desceu da perua carregando a mochila nas costas. Passou pelo portão e subiu à porta de entrada, dando três batidas, como de hábito. Estava com muita fome, então bateu de novo. A avó apareceu e o olhou surpresa. Daniel largou a mochila na sala e correu para a cozinha. Sentia mesmo muita fome. Mas não havia panelas no fogão, nem bagunça de talheres, nem cheiro de comida gostosa. E na mesa da copa, onde se sentavam para o almoço, a fruteira ainda ocupava o centro.

Esses apuros começaram a se tornar mais frequentes na vida de Daniel, principalmente quando voltava da escola e a mãe ainda não estava em casa. Certa vez permaneceu sentado no degrau da entrada, a mochila largada ao seu lado, a barriga roncando de fome, por um tempo que não sabia medir, até que avistou a avó na esquina, ao lado de dona Janete, vizinha de muitos anos. Vó Dione puxava o carrinho de feira, que ela costumava trazer repleto de verduras e frutas. Mas quando chegou mais perto, Daniel pôde perceber que, naquele dia, voltava vazio.

Entristecido, Daniel percebeu que não podia mais contar com a avó. A hora do almoço se tornara uma corda bamba, sem a certeza de antes. A certeza de ter a mesa posta, a comida feita, a recepção calorosa. Viu-se numa solidão indecifrável e somente percebeu tudo o que a avó havia feito por ele durante tantos anos somente no momento em que começou a não fazer quase mais nada.

Daniel olhou ao redor, viu-se só, permeado por lembranças nada confortáveis. O sentimento de abandono voltava ao presente com força. Tentou inspirar com mais intensidade, o ar veio escasso. Levantou-se, a cabeça já não doía tanto e resolveu caminhar.

Nesse momento, o celular tocou:

— Oi, Milene.

— Que horas você vem? Onde você está? Por que essa demora? - questionava engatando uma pergunta na outra, como se não tivesse tempo para respirar.

— Calma, daqui a pouco eu subo. Estou no parque.

— No parque? O que você está fazendo aí a essa hora?

— Estou tomando um pouco de ar.

— Você toma ar enquanto eu fico aqui tentando resolver os problemas de seus filhos. Saiba que Mateus não disse que tem prova de Matemática amanhã e ficou o dia inteiro no computador. Agora não sei o que faço, se o mando estudar, se o mando dormir. E você aí, tomando ar. Não aguento mais isso, Daniel.

— Ele está grande, precisa começar a ter responsabilidade. Vem tomar um pouco de ar você também, vai lhe fazer bem.

— Ah, vou sim – respondeu num tom que pareceu irônico e, não lhe dando tempo para resposta, desligou o telefone.

Daniel decidiu voltar para casa. Queria se desligar do passado, parar de mexer em sentimentos que emergiam sem controle. Inconformado, não conseguia analisar a si mesmo da mesma forma que fazia com os seus pacientes. E aquele aperto à altura do peito continuava a sufocá-lo. Percebeu os olhos úmidos. Chorar poderia ser bom, mas a solidão começava a se tornar insuportável, assim, apressou-se em direção ao prédio.

Passou pelo portão e deu boa-noite ao porteiro novamente. Esperou o elevador. Ainda bem que logo estaria com Milene.

Entrou no elevador, apertou o botão do quinto andar. Naquele momento tinha necessidade de mostrar algo do seu íntimo, e como mulher, com certeza, Milene saberia ouvi-lo. Na verdade, queria superar o trauma passado, e o primeiro passo era falar sobre isso. Queria que um dia pudesse se libertar de seus próprios problemas a ponto de enfrentar um doente de Alzheimer, alguém que perde a memória, a identidade, e todos os afetos que se constroem na vida, para adentrar sempre mais em uma página em branco.

Daniel girou duas vezes a chave da porta e entrou em casa. Ouviu vozes vindas da tevê. Os meninos já deveriam estar dormindo. Olhou no relógio. Dez e meia. Costumava chegar para o jantar por volta das oito, único momento em que a família se reunia durante a semana.

Milene, em frente à tevê ligada, nem desviou o olhar para cumprimentá-lo. Daniel podia adivinhar os sentimentos de contrariedade que sua mulher nutria por ele naquele momento, podia até notar a raiva que subia pela sua garganta, impedindo-a de falar.

— Você está chateada? – perguntou ao se aproximar dela, numa tentativa de iniciar o diálogo.

Ela continuou fixa na tevê sem dizer nada.

— Eu queria falar com você, Milene. Hoje veio uma senhora no consultório e desconfio que o marido está com Alzheimer. – Passou a mão nos cabelos e se sentou na poltrona em frente a ela. — Acho que vou encaminhar o caso para outro médico.

Milene permaneceu muda.

— Meu dia foi intenso – continuou ele tentando amenizar o abafamento que lhe comprimia o peito. — Comecei a lembrar da minha avó. Perdi-me em memórias antigas e dolorosas. Não sei se quero remexer nisso tudo. Não sei, Milene. Acho que preciso entender o que essa doença ainda provoca em mim.

Daniel parou de falar por alguns instantes, respirou fundo, olhou para a tevê.

— O que você está assistindo?

— Hum... – foi o som que ouviu.

— Você está tão chateada assim?

— Chateada? Ah, não... Isso é muito pouco. Estou furiosa, inconformada com tudo o que tenho que fazer para que as coisas andem nessa casa – respondeu voltando seu rosto em direção ao marido.

— Eu trabalho o dia inteiro, Milene.

— Trabalha, sim, trabalha. Eu sei que você trabalha. Até demais, Daniel. Fica ouvindo os problemas dos outros e dando remédio, e os meus problemas, quem ouve? Você não sabe o que é levar na escola, buscar, fazer supermercado, levar os meninos à natação, ao inglês, ao médico, ao dentista. Eu não paro, você não vê? Chega à noite, estou cansada, cansada! E ainda tenho que olhar as lições, dar o jantar, apartar as brigas. Tudo comigo. Você não tem ideia de como tudo isso pesa. E aí, quando penso "que bom, logo Daniel está em casa", você vai passear no parque e ainda quer que eu fique alegre?

— Você fala como se eu fosse todas as noites andar no parque. Hoje eu fui ao parque sim, porque precisei. – Parou de falar, olhou para ela com mais demora, tentando encontrar um pouco de compreensão. Mas Milene se mostrava irredutível em sua postura de mulher contrariada. Daniel se levantou. — Não vai adiantar explicar nada, Milene. Você não está a fim de me ouvir mesmo – deu-lhe as costas e se dirigiu ao terraço.

Daniel se sentou na poltrona de vime e sentiu a continuidade daquela dor indefinida que apertava seu tórax. As discussões no casamento traziam uma reconciliação que muitas vezes dava um gosto diferente à rotina de tantos anos. Já havia vivido muitas reconciliações excitantes com Milene, principalmente nos primeiros anos, pelos ciúmes que tinha das médicas e enfermeiras do hospital. No entanto, após quase 17 anos, Milene havia se tornado uma mulher que o enchia de cobranças. Ele também tinha culpa, pois há tempos deixara de cultivar o romantismo que havia no início, talvez pelo fato de que agora esses pequenos gestos de reconquista já não o motivavam como antes. Sentia-se acomodado na rotina do casamento e não se dava ao trabalho de pensar em maneiras de surpreender a esposa. Milene adorava rosas, por que não lhe trazia um buquê, assim, de repente? Arrancaria da mesmice uma noite inesperada de amor. No entanto, apenas cumpria os protocolos do casamento, enquanto as crianças cresciam e o tempo passava.

Naquele dia, no entanto, Daniel quis falar sobre algo que não fazia parte da rotina. Quis falar de si. Desejou-a bem perto para que o ouvisse e o acolhesse em seus medos mais profundos e perturbadores. Mas Milene se esquivou. Milene se fechou em seus muros internos e não conseguiu perceber os sentimentos que o perturbavam.

Alguns minutos depois, Daniel a ouviu desligar a tevê e ir para o quarto. A brisa de verão entrava no terraço amplo, mas não amenizava o sentimento de abandono. Milene não quis ouvi-lo. Parecia sempre enfiada em seus próprios problemas, e só o que fazia era lhe cobrar mais presença.

Daniel se viu só. Ou quase. Toby, o cãozinho *cocker* de seus filhos, deitou-se aos seus pés. Passou a mão no pelo farto e sentiu o focinho molhado. Gostava de animais, não tinham tantas complicações na cabeça. Dapatinha também era assim, companheiro e fiel. Ah, mas um dia Dapatinha lhe mostrou que a vida podia dar grandes sustos.

Foi então que Daniel voltou aos seus nove anos.

Assim que a perua escolar entrou na rua, Daniel notou uma movimentação diferente, havia várias pessoas diante da sua casa. Levantou-se, pegou a mochila e desceu os degraus do veículo, os olhos fixos naquela cena inesperada que surgia como uma tela de cinema. Nem acenou ao motorista, nem o ouviu dar a partida para continuar seu trajeto, nem conseguiu mais mover seus pés que pareciam ter criado raízes no chão de concreto.

Dona Janete e o filho tentavam abrir a porta de entrada, enquanto o rapaz da banca de jornal, que enroscava uma mangueira na torneira do jardim, disse ao vê-lo:

— Espera aqui, alguma coisa está queimando lá dentro.

Daniel sentiu pavor. Imaginou toda a casa em chamas, daquelas tragédias que só se viam na tevê; homens de coragem chegariam em breve, vestidos em macacões vermelhos, para estancar o mal que se alastrava. Pessoas gritariam em meio à confusão, num incêndio onde tudo podia queimar, tudo que estava na casa. Tudo, até mesmo Dapatinha. Dapatinha dormia na cozinha, pobre Dapatinha! Não, não dormia mais. Dapatinha podia estar desesperado. Ou morto.

Daniel largou a mochila no chão e subiu correndo.

— Dapatinha! Dapatinha! – gritou ele disparando em direção à porta de entrada.

— Calma, Daniel – disse dona Janete. — Tem um cheiro forte de queimado, parece que sua avó não está em casa, mas não deve ser nada grave, menino. Já liguei para sua mãe, logo ela chega.

— Não é melhor chamarmos os bombeiros? – perguntou o filho da dona Janete.

— Bombeiros? Não, acho que não tem fogo.

— Mas tem fumaça – disse o rapaz. — Ou chamamos o chaveiro para abrir rápido essa porta?

Enquanto aquelas pessoas tentavam encontrar uma solução, a mãe de Daniel chegou. Seu rosto denunciava uma visível preocupação.

— Mãe, Dapatinha vai morrer! – gritou em prantos.

Sem tempo para acalmar o filho, correu até a porta e a destrancou. Daniel entrou desesperado em casa, atrás da mãe, que abriu a porta da cozinha.

Dapatinha pulou nas suas pernas, como se a própria salvação tivesse chegado após tanto medo. Dapatinha sabia que quase morrera, e abanava o rabo meio descontrolado enquanto Daniel o apertava contra o peito.

Uma panela queimava no fogo e a mãe logo desligou o gás. No entanto, outro problema permanecia sem solução. Onde estava vó Dione? A mãe a chamou diversas vezes, subiu ao quarto, desceu nervosa. Daniel a seguiu até a rua, carregando Dapatinha. Ela andava em meio às pessoas perguntando por vó Dione, que apareceu somente alguns minutos mais tarde, ao lado de uma senhora da igreja.

— Encontrei-a na rua do açougue, arrastando os chinelos, meio descabelada.

— Meu Deus... - a mãe de Daniel exclamou em voz baixa. E chorando, perguntou: — O que deu na senhora, mãe? Por que essa fumaceira toda? A senhora quase pôs fogo na casa, mãe!

— Não sei o que acontece comigo, de repente esqueço onde estou... - respondeu vó Dione lançando o olhar ora para a filha, ora para a vizinha de bairro que logo se despediu e foi embora.

Aos poucos a vizinhança voltou aos seus afazeres. Daniel subiu as escadas da casa atrás da mãe e da avó. Dapatinha vivo, nada mais lhe importava. Assim que a mãe acomodou a avó na poltrona, dona Janete bateu palmas lá fora. Daniel acompanhou a mãe até o portão, movido por aquela curiosidade infantil quando percebe que algo diferente vai ser dito. Dona Janete, confirmando os pressentimentos do menino, olhou para os lados e falou em voz baixa:

— O guarda do parque disse que ela tem que andar com um cartão de identificação no bolso.

— Identificação? - perguntou sua mãe.

— Sim. Nome, endereço, telefone. Muitos velhinhos começam a se perder, se confundem, ou às vezes por alguma doença... - disse a vizinha, dando um intervalo maior entre as palavras. — Por alguma doença, a pessoa esquece até o caminho que faz todos os dias. Muitos velhos se perdem e ficam vagando como mendigos.

— Ah, não, pelo amor de Deus! – desesperou-se a mãe. — A senhora acha que mamãe tem alguma... doença grave? – perguntou mostrando-se aflita.

Dona Janete tomou as mãos da mãe de Daniel e as apertou contra as suas. Olhou para o chão, suspirou, olhou para ela. Daniel, que já alcançava a altura do ombro de sua mãe, observava tudo de perto. As mãos de dona Janete eram enrugadas e as unhas secas mostravam pequenas rachaduras que se contrastavam com as mãos ainda jovens e delicadas da mãe.

— Leve dona Dione ao médico – aconselhou a vizinha. — Não é normal se perder desse jeito. Também esqueceu o forno aceso, é um perigo, perigo para vocês e para a vizinhança.

Daniel notou que a mãe tinha os olhos mais vermelhos. A vizinha continuou:

— Ela está doente, precisa de um neurologista para saber o que são essas confusões na cabeça. Ela tem feito outras coisas estranhas?

A mãe esfregou os olhos com o dorso de uma das mãos e sorriu.

— Ontem mesmo ela estava na área de serviço fazendo guerra de detergente com Daniel. Parecia uma menina.

Daniel, até então calado, começou a rir.

— Vovó é legal quando não está de mau humor. Ela escovou os dentes com o creme de cabelo! – disse o menino.

— Daniel! – disse a mãe, fazendo-o perceber que falara demais. Mas o riso espontâneo do menino levou as duas mulheres a rirem, e o divertimento que tivera na guerra de detergente o ajudou a esquecer a raiva que sentira de sua avó por ter colocado em risco a vida de Dapatinha.

Daniel olhou para Toby. O cão dormia um sono profundo, as pálpebras até estremeciam vez ou outra. A brisa soprou mais forte. Quase um vento incômodo. Milene já estaria até sonhando, e ele ali, num ermo que lhe dava raiva. Raiva dela. Por que não o ouviu? Que mal havia lhe feito para não o receber com mais amor? Toby levantou as orelhas e Daniel o acariciou. Seriam os passos de Milene, lá no quarto, ainda tentando pegar no sono? Em dias normais, ele a acompanharia, daria um beijo em sua boca e se viraria para dormir. Ou então, entrelaçaria seu corpo no dela e a cobriria de carícias para um momento de amor. Mas naquela noite, Toby era sua única companhia, cúmplice dos atos de Milene que o metiam numa solidão forçada, já que ela mesma se mostrava uma via completamente fechada.

Com fome, foi até a cozinha. Toby se levantou e o seguiu. Abriu a geladeira e riu. Lembrou-se das coisas estranhas que já havia encontrado na geladeira. Xampu, meia, vaso de flor. A mãe até precisou providenciar chaves para tudo na cozinha, explicando-lhe que "vovó está com uma doença cerebral". Naquele dia, Daniel quis saber que doença era aquela, com nome tão imponente, afinal, tudo o que se referia ao cérebro parecia muito misterioso.

— É uma doença que afeta os neurônios do cérebro e provoca esquecimentos. Quando os neurônios funcionam bem, nós temos memória, raciocínio, critério, enfim, percebemos o mundo à nossa volta e sabemos quem somos dentro desse mundo – explicou a mãe naquela ocasião, pois acreditava que aqueles termos eram estranhos ao filho.

Foi, então, a primeira vez que Daniel se sentiu fascinado por aquela palavra, "neurônios". E, refletindo sobre o que poderia ser a doença da avó, disse:

— Vovó às vezes não sabe quem ela é... Nem se lembra que acabou de almoçar e fica brava com a Jurema, que ela chama de lesma na cozinha! – disse não contendo a risada.

— A gente ri, mas é triste, meu filho.

— Eu também já vi a vovó conversar com vô Lorenzo, lá no quarto dela. Ficou discutindo com ele, falando da gravata, para ele não repetir a gravata, senão ia perder o emprego.

A mãe pegou nas mãos do menino.

— Sua avó gostava de se vestir bem e as roupas de vô Lorenzo eram impecáveis. Limpas, bem passadas. Ela dizia que funcionário bem vestido não era despedido.

— Mas por que ela conversa ainda com ele se ele já morreu?

— Acho que é assim mesmo. A médica explicou que essa doença faz as pessoas acharem que estão no passado. Por isso ela conversa com vô Lorenzo. Pensa que ele está ali.

— Eu disse para ela que o vovô não estava lá e ela me mandou embora do quarto.

— O melhor é não contrariá-la. A médica me disse que vó Dione pode se sentir sozinha e incompreendida. Ela vai tomar alguns remédios para se tranquilizar, para dormir melhor, mas se ela te xingar, meu filho, não fica triste, não é a vontade dela, entende? É a doença, apenas a doença. Guarda no seu coração tudo o que ela sempre fez por você, está bem, Daniel? – pediu-lhe a mãe.

Daniel compreendeu que a situação de vó Dione iria piorar e se compadecia a cada vez que percebia o esforço que ela fazia para realizar certas tarefas. Mesmo doente, vó Dione tinha alguns momentos de lucidez, quando voltava a fazer agrados ao neto, a comida predileta, o bolo de chocolate, as panquecas doces e salgadas. É claro que nem sempre as coisas saíam perfeitas e Daniel via a avó mais frágil, mais dependente e muito menos sorridente. Com frequência, Daniel e a mãe encontravam objetos fora do lugar. A frigideira na geladeira e a manteiga junto aos talheres. Quando queria preparar alguma comida, vó Dione levava algum tempo para lembrar o local dos utensílios e dos ingredientes, comportando-se como uma estranha na cozinha, que tantas vezes pareceu a Daniel uma extensão do próprio corpo de sua avó.

— Por que ela guarda as coisas em lugares diferentes? Por que fica olhando objetos sem saber o que fazer? – perguntou Daniel à mãe.

— Ela esquece para que servem as coisas, meu filho. Ela pode olhar para uma panela e não saber que é um utensílio para cozinhar, mesmo que tenha usado essa panela por 20 anos. Eu li sobre isso, para tentar compreender o que acontece dentro dela. Pode olhar para um relógio e não conseguir ver as horas. É assim. Tudo o que fazia parte da vida de repente não tem sentido algum, porque não sabe mais para que tudo aquilo existe.

— E a gente? Ela sempre vai saber que a gente existe, não é, mãe?

— Nós vamos sempre saber que ela existe, meu filho, e isso basta – respondeu a mãe.

O tempo passava, Daniel crescia e percebia a gravidade das atitudes estranhas que se acentuavam a cada dia. Atitudes que eram motivo de tristeza e não tinham mais a menor graça. De repente, ela apresentava uma melhora e surgia como a vó Dione de antes. Mas era passageiro, e num estalar de dedos, a doença voltava, sempre.

Ela ficava muitas horas mexendo em suas coisas, abrindo e fechando caixinhas que ninguém podia ver. Certa vez, não encontrando seu anel de ouro e brilhantes, presente de vô Lorenzo antes mesmo de se casarem, blasfemou contra todos, sobretudo contra a empregada que, ofendida com as acusações, acabou pedindo demissão. Daniel não se lembrava mais da fisionomia da moça, mas ainda podia ouvir sua mãe dizendo, indignada, que a avó tinha ofendido a moça com palavras preconceituosas, coisa que jamais havia feito antes.

Naquele ano, outras pessoas foram contratadas, mas ninguém aguentava a implicância de vó Dione, e muito menos seus acessos de agressividade, que levaram a filha a tirar todas as facas da cozinha e os objetos pontudos que tinham na casa. Além disso, os armários da lavanderia ficavam trancados para que vó Dione não ingerisse produtos de limpeza.

Vó Dione, às vezes, parecia uma criança indefesa, como no dia em que Daniel a viu chorar porque não tinha dinheiro para ir à feira, pois, desde a interdição judicial, era a mãe quem cuidava do recebimento da pensão.

O barulho estrondoso de um trovão se fez. Toby tentou se esconder debaixo do armário da cozinha, mas não cabia. Daniel se agachou e o chamou, olhou pela janela e percebeu que começava a chover.

A casa mergulhava no silêncio da noite e ele queria continuar puxando os fios do passado, como se estivessem todos emaranhados, largados numa caixa de coisas sem uso. Começou a preparar o chá digestivo, uma mistura de ervas que a avó tomava para o fígado e que era bom para curar dor de cabeça. Daniel gostava de ver os gestos calmos da avó ao pegar os punhados das ervas que guardava em potes para colocá-los na água fervente. Muitas vezes, a avó ia à pequena horta que ficava no quintal dos fundos de casa, colhia alguns ramos de melissa, hortelã ou cidreira e as deixava em infusão dentro da chaleira que ficava sobre o fogão. Naqueles momentos, ela adquiria uma expressão serena, calada, como se ocultasse conhecimentos misteriosos, e ele, menino, sentia verdadeira veneração.

Voltou à sala, deixou o chá na mesa para esfriar um pouco e se esticou no sofá. Toby, que o seguia em todos os movimentos, enfiou o focinho na sua mão, como se pedisse um afago. Dapatinha também fazia assim. Além de segui-lo por todos os cantos da casa, observava-o com o olhar fixo, abanando o rabo quando percebia ser correspondido, até o dia em que lhe mostrou que a vida também é feita de perdas.

Daniel estendeu as pernas sobre a mesa e fixou os olhos à sua frente; o mesmo quadro lhe pareceu diferente, pendurado na parede que agora exibia um tom vermelho queimado, contrastando com o resto da sala. Milene adorava mudar as cores da casa. Mudava tudo, às vezes sem lhe perguntar nada. Mas Daniel não queria estar ali, a pensar nas coisas do presente, tão enfadado. Milene nervosa, o sono que não lhe vinha e o chá ainda quente demais. Queria pensar no passado, naquele momento exato em que descobriu que perder alguém amado era uma situação sem volta.

Queria voltar àquele sábado e olhar agora, como adulto, como tudo se passara.

Pois sim, aconteceu num sábado. Daniel foi levado pela mãe para a festa de aniversário de um colega de classe e vó Dione permaneceu em casa com a empregada por algumas horas. Além disso, dona Janete garantiu que passaria por lá para lhe fazer companhia.

Ao voltarem para casa, no fim da tarde, viram o portão aberto.

— Ah, meu Deus! O portão ficou aberto! – gritou a mãe, correndo para a porta de entrada que estava escancarada. — O que aconteceu aqui? – apavorou-se, talvez pensando que vó Dione tivesse desaparecido. — Mãe! Mãe! – sua voz ecoou para dentro da casa e Daniel apenas a seguiu.

Vó Dione apareceu no corredor do andar de cima.

— Ah, mãe, que susto! – disse ela, ainda no primeiro degrau da escada, olhando aliviada para o alto. — Pensei que a senhora tivesse saído.

— Eu não saí, não. Quem saiu foi o cachorrinho. Seu cachorrinho, viu, Daniel? Abri a porta para Janete, quando ela chegou e.... Ah, o que aconteceu mesmo?
— A senhora fechou o portão, mãe?
— Se eu fechei?
— Depois que a dona Janete entrou, a senhora fechou o portão?
— Sim, acho que fechei. Às vezes o portão fecha sozinho, não sei se olhei...

A empregada apareceu com as mãos agitadas, tentando explicar aquele imprevisto.

— Não sei não o que aconteceu. Tem uma coisa estranha nessa história. Eu estava na cozinha, lavando uns legumes para a sopa, dona Dione ficou no quarto, disse que queria descansar. Mas a dona Janete nem apareceu aqui hoje. Telefonou avisando que ia receber o filho.

A essa altura, Daniel já corria pela rua em desespero, chamando por Dapatinha. As ruas nunca lhe pareceram tão longas, sinuosas e desconhecidas. Olhava para ângulos nunca imaginados, sempre na esperança de avistar o seu cão. Notou que a mãe andava rapidamente atrás dele e juntos começaram a perguntar aos vizinhos, aos comerciantes, aos passantes, se algum deles tinha visto um cãozinho branco com uma mancha preta no olho direito. Algumas pessoas, de imediato, balançavam negativamente a cabeça, outras pensavam, pensavam, perguntavam mais algum detalhe, mas repetiam o mesmo gesto daquelas que haviam sido mais decididas. A cada negativa, Daniel sentia uma pontada no tórax. Cansado de tanto andar, o menino se agarrou à mãe num gesto de desespero.

Dapatinha jamais apareceu. Dapatinha ficou perdido por aí nesse mundo enorme de carros, pessoas, edifícios, sem coleira, sem dono, sem nada. Teria morrido? Daniel rezava todos os dias por Dapatinha. Rezava para que ele tivesse sido recolhido de maneira heroica por um coração bondoso. E Dapatinha poderia ter um lar aconchegante, dormir na almofada quentinha e ter um menino que não via a hora de chegar da escola para estar ao seu lado.

No tempo que se passou depois do sumiço de Dapatinha, a doença de sua avó se agravou, e ela foi internada numa clínica geriátrica. A presença da vó Dione, plena e segura, desaparecera por completo. Daniel ia vê-la toda semana, uma velhinha ensimesmada num mundo em que ninguém podia entrar. Naquele seu mundo, vó Dione não sabia mais que tinha filha, nem neto, e se apartou das pessoas que amara, porque não se lembrava delas.

Daniel via a avó partir, numa viagem só de ida, para algum destino desconhecido, perguntando-se sempre para onde ia tudo aquilo que estivera dentro da avó por toda a vida. O conhecimento sobre ervas, os conselhos, as rezas, os trabalhos manuais, a comida boa e as histórias... Por que ela não se lembrava das histórias que o fizeram sonhar tantas vezes, quando pequeno, se ela mesma as contara? Desejava tanto reencontrar a memória da avó, a memória que o tornava neto novamente.

Daniel se mexeu no sofá. A chuva se tornara um temporal. Olhou mais uma vez para fora do terraço, levantou-se e, seguindo os passos de sua mulher, foi se deitar também.

Naquela noite, Daniel dormiu mal. Acordou diversas vezes entre um sono leve e outro, sem se deixar aprofundar na quietude da inconsciência, o que lhe permitiria renovar as forças vitais para enfrentar o novo dia.

IV

A manhã estava cinzenta. Ervin saíra bem cedo para buscar pão fresco e voltava para casa. De repente, parou, olhou à sua volta. O saco de pão que segurava junto ao peito o fazia suar, embora àquela hora o sol soltasse apenas suaves raios matutinos. Havia um clima de começo, quando todas as coisas ainda estão por vir e a vida não é mais que uma perspectiva. Parecia-lhe que todos corriam atrás de algum destino, mas Ervin, sem conseguir dar um único passo, permaneceu na esquina da farmácia. Do outro lado da rua, à sua esquerda, estava o açougue. Em frente ao açougue a loja de artigos infantis. Atravessando na diagonal de onde Ervin se encontrava, havia uma papelaria. Daquele ponto ele podia observar as paisagens fixas dos imóveis, e as paisagens rotativas das pessoas e dos veículos cuja passagem era permitida ou interrompida conforme as luzes do semáforo se alternavam. Nesse compasso de tempo previsível, olhava tais paisagens sem pensar em nada.

Ervin sentiu medo diante de sua imobilidade, mas o fato é que não sabia para onde ir. Parado em frente à loja de roupas infantis, não conseguia visualizar o mapa interior que lhe indicaria a continuidade daquelas ruas para além das esquinas. Olhou para o saco de pão. Apalpou-o com os dedos que o seguravam com firmeza e sentiu a consistência macia e quente. O farol fechou de um lado, abriu de outro e Ervin avançou a passos lentos para o outro lado da rua, colocando-se diante da papelaria. Lembrou as tantas vezes em que tinha ido ali com seus filhos comprar material escolar. Essa memória longínqua surgiu como um estalido na sua mente, despertando a consciência de sua identidade. Seu nome, Ervin de Apolinário, casado com Margarida Rezzani, tornada de Apolinário há... Quanto tempo mesmo? Com confiança, atravessou para o lado da farmácia, que fazia ângulo reto com a papelaria e o açougue, em diagonal à loja de roupas infantis. De súbito, o nome da rua em que morava apareceu em sua mente com todas as letras, mas o caminho para chegar continuava uma incógnita.

As ruas, desconhecidas vias de um labirinto, não lhe indicavam direção alguma. A única saída seria perguntar a alguém onde ficava aquela rua, sem revelar que lá vivia há mais de 40 anos.

Ervin interpelou um rapaz de óculos redondos que carregava uma mochila nas costas.

— Não sei onde fica essa rua. Não sou do bairro, só venho para trabalhar naquele prédio ali – disse o jovem apontando para o outro lado da calçada.

Ervin lhe agradeceu a atenção. Sentiu sua testa suada, mas não deveria ser por causa do saco de pão, que já não o esquentava tanto. De repente, ouviu alguém o chamar. Alguém que atravessou a rua e veio ao seu encontro.

— Professor Ervin, o senhor precisa de ajuda? – perguntou a mulher. Ervin logo a reconheceu, era a dona da papelaria.

— Obrigado, dona... dona...

— Alzira.

— Alzira! Como ia esquecer? Tantos anos aqui, não é mesmo, dona Alzira?

— Vejo o senhor aqui parado há quase meia hora. O senhor está bem?

— É, estou... – disse Ervin sem saber como pedir auxílio àquela senhora. Como poderia lhe dizer que não se lembrava do caminho de volta para casa? — Quer dizer – continuou percebendo-se constrangido —, sinto uma tontura, bem de leve, acho que não é nada, mas se a senhora puder telefonar para minha casa, para que minha filha Natasha venha me buscar, agradeço-lhe muito.

— Claro que sim, professor. Venha, vamos à papelaria, o senhor espera lá.

Os dois atravessaram a rua lado a lado e entraram no estabelecimento. Ervin sentou-se num pequeno banco que havia atrás do balcão.

— Qual é o número, professor? – perguntou a mulher já com o telefone fora do gancho.

— Número?

— Sim, o número do telefone da sua casa.

Ervin sentiu seu coração bater mais forte, tirando-o do controle. Não sabia o que dizer. Passou a mão pelos fios ralos, que ele, vaidoso, ainda cuidava com xampus especiais para cabelos grisalhos.

Soltou o ar com mais força sem olhar para a senhora que o aguardava em silêncio.

— Me desculpe... Sabe o que é inacreditável? – disse, forçando um sorriso. — É inacreditável que eu não consiga me lembrar do número agora.

A mulher pôs o telefone de volta no gancho.

— Então, professor, eu mesma vou acompanhá-lo até sua casa. Imagine se o senhor não se sentir bem no meio do caminho. Com tontura não se brinca.

— Não quero incomodá-la.

— Faço questão, professor. Sempre foi um orgulho para a nossa loja tê-lo como cliente.

— Pois é... Bons tempos – respondeu Ervin enquanto se levantava para seguir a senhora que já ia um pouco à frente.

Andaram calados. Ervin fazia um grande esforço para suportar tamanha humilhação. Sentia-se ridículo sendo conduzido por aquela senhora até a própria casa. Tornara-se um homem sem o domínio de seus caminhos. E um homem sem o domínio de seus caminhos se torna dependente. Não era mais livre?

— Não se preocupe, professor, deve ser o cansaço, o senhor trabalha muito – disse a mulher, como se adivinhasse seu constrangimento, sem saber que já era aposentado. — Vida de gente inteligente é assim, chega uma hora que a cabeça não dá conta de tudo.

— São os anos, dona... Olga. Os anos passam e levam o que temos de melhor, a vitalidade. Sem vitalidade, a memória nos escapa. Mas envelhecer é aprender a perder, perder a cada dia um pouco mais, porque a cada dia acordamos com um pouco menos.

— Sim, é verdade... Mas meu nome é Alzira.

— Ah...

Dobraram mais uma esquina e logo Ervin reconheceu o portão branco, a amoreira em frente e a janela da sala aberta. Sentiu um grande alívio.

— Que bom, já estou em casa – disse. Ervin permaneceu parado em frente à casa, ainda um pouco afastado do portão, ao mesmo tempo em que se virou para fitar a mulher ao seu lado. Não queria que Margarida o visse voltando com muletas.

— Não quer que eu o acompanhe até o portão, professor?

— Não, muito obrigado, dona... Não sei como lhe agradecer, mas um dia, venha tomar um café conosco. Margarida vai ficar muito lisonjeada com sua visita.

— Claro que sim, professor – respondeu, estendendo-lhe a mão.

Despediram-se. Quando viu que a senhora se afastou, o professor pegou a chave no bolso e entrou em casa, decidido a não contar nada à mulher, nem à filha. Caso perguntassem o porquê da demora, diria apenas que havia encontrado um velho amigo, professor Zenon da cadeira de Linguística e que, tomando café na padaria, fizeram alguns planos para o futuro da Universidade.

Entretanto, havia ainda um problema maior que não se resolveria com desculpas ou escapatórias: os esquecimentos que se apoderavam dele a qualquer momento e apagavam de sua mente todos os fios que o conectavam à vida, fazendo-o se sentir um ninguém. Talvez o momento de procurar um médico realmente havia chegado. Mesmo assim, precisava encontrar um jeito de não dar a vitória a Margarida.

Ervin entrou na cozinha com os pães já amassados e frios. Notou que as conversas se desenrolavam como de costume. Margarida perguntou a Natasha se ela queria queijo quente ou omelete, enquanto esta permanecia sentada, olhando para a agenda, até que mãe e filha perceberam sua presença e o fitaram.

— Que bom, pai, que você chegou. Já estava preocupada. Hum... Que delícia de pãozinho quente – disse ela fechando a agenda para lhe dar um beijo.

Margarida não disse nada e voltou as costas para o fogão, dando atenção aos ovos que ela mexia na frigideira com tanto vigor que a fazia balançar os quadris. Ervin pensou na desculpa planejada, a desculpa de que tinha encontrado o professor Zenon, com quem permaneceu na padaria tomando café. Mas, desistindo das armações elaboradas e tão complicadas, apenas disse:

— Estive conversando com dona... A dona da papelaria.

— Dona Alzira, Ervin – ouviu a voz da mulher vindo do outro lado da cozinha. Então, mesmo de costas, Margarida ficava a prestar atenção em tudo o que ele dizia. E sem dar atenção à mulher, continuou dizendo a Natasha:

— Pois, é. Estive conversando com dona Alzira, relembrando o tempo em que vocês eram pequenos e compravam o material da escola lá. Lembra, Natasha?

— Claro que sim – respondeu ela sorrindo. — Eu adorava escolher as capas dos cadernos e tinha dó de estrear os lápis longos, pontudos, principalmente os coloridos. Sabe, pai, algumas cores eu nem usava de tanto que eu gostava.

— Pois, é, minha filha, por isso que os seus desenhos eram tão clarinhos – disse Ervin enquanto desenhava no ar uma lenta linha imaginária com o braço direito. — Você não queria gastar os lápis ou não queria aparecer para o mundo?

— Pai – riu Natasha –, a psicóloga aqui sou eu. Gostava de guardar todos os lápis na caixa, compridos e coloridos.

— Uma música de cores, filha!

— Meu pai, meu poeta – disse Natasha antes de dar um gole de café.

— Ah, não, poeta deixei de ser... Na verdade, nunca fui.

Margarida trouxe a fritada para a filha e perguntou:

— Você também quer, Ervin?

— Nunca como ovos de manhã, Margarida. Esqueceu?

— Eu não. Não esqueço nada, mas pode ser que algum dia você queira mudar os hábitos. Aliás, mudar os hábitos é bom, pois a rotina faz com que a gente nem saiba mais por que faz certas coisas.

Ervin subiu os ombros mostrando não ter respostas. Natasha, sem tocar nos ovos, olhava para seu pai com a mesma admiração da época de criança, quando o esperava contar alguma lenda que a enchia de fantasia.

— A gente falava do que mesmo? – quis saber Ervin. — Ah, os lápis de cor...

— Os desenhos de Alberto eram fortes, tinham expressão – intrometeu-se Margarida.

Ervin olhou para Natasha, que parecia não se importar mais com os exagerados elogios da mãe ao irmão. Natasha, intelectual como ele, inquietava-se com as coisas do mundo e pensava sobre tudo. Alberto, ao contrário, era prático e realista. Um especialista.

Após a aposentadoria, os momentos de conversa com a filha se tornaram mais frequentes; quando menina, gostava de lhe contar histórias da mitologia grega, únicos momentos em que lhe dera mais atenção, sempre ocupado demais com o trabalho, os livros, os alunos. Se pudesse voltar atrás e fazer todo o caminho de novo, mesmo que fosse no tempo que lhe restava, daria a Natasha, ainda em vida, todo o seu mais valoroso espólio: o conhecimento acumulado em anos e anos de Universidade. Não, em anos e anos de vida, corrigiu-se.

E por Natasha, por insistência dela, alguns dias depois, deixou-se levar ao tal do neuropsiquiatra; no entanto, quem o acompanhou foi Margarida, para quem ele decidira provar que tinha a mente sã.

V

Às onze horas da manhã, Daniel se levantou para cumprimentar a senhora com a pequena bolsa debaixo do braço. Ela entrava acompanhada do marido. Em anos de profissão, percebia que havia dois tipos clássicos de pacientes: aqueles que se queixavam de tudo, que pensavam ser acometidos por todas as doenças possíveis, e aqueles que diziam estar ali apenas para confirmar que têm plena saúde. O homem de poucos cabelos grisalhos, penteados para trás, que entrava com um sorriso nos lábios e se sentava com o ar de quem tem conhecimento das coisas, parecia ser do segundo tipo.

Daniel lhe estendeu a mão.

— Bom dia, professor Ervin, já ouvi muito sobre o senhor.

— Se ouviu falar de mim é porque aprecia a literatura – respondeu esboçando um sorriso que deixava escapar certo orgulho de si mesmo; Daniel fez um gesto lento e afirmativo com a cabeça, sem tirar os olhos do professor.

— Usava um dos seus livros didáticos na época de escola. Confesso que não gostava muito.

— Bem se vê, doutor. Virou médico e não literato. Se bem que quem estuda literatura, raramente vira escritor. Fazer arte nesse país é mais difícil do que ressuscitar mortos. E aqui estou, carregando 40 anos de sala de aula.

— Um belo trabalho – afirmou Daniel.

— Ah, mas se eu pudesse voltar no tempo, largaria tudo antes de ficar velho e saía por aí fazendo poesia. Fazendo romance. – Sua fala pausada culminou com um instante de silêncio. Tinha as mãos sobrepostas, encostadas ao umbigo; mexeu os dedos entrelaçados como se tocasse algumas teclas de um instrumento musical.

— Então, o doutor aprendeu algo com meus livros?

— Não muito, para falar a verdade.

— Está dizendo que meus livros não eram bons?

Daniel riu.

— Os seus livros deviam ser ótimos, professor, eu é que era ruim mesmo nas matérias de humanas.

— O doutor deve ser modesto. Quem entra em uma faculdade de Medicina é bom em tudo. Sabe o que dizia Platão? Dizia... Como mesmo? Algo mais ou menos assim, que a simplicidade é... o mais alto grau da sabedoria... É isso... Se a cabeça não me confunde.

— Já vi seu nome na página cultural de algum jornal. O senhor escreveu artigos?

— Escrevi muitos. Tempos áureos, doutor. Tempos em que me agraciavam com o reconhecimento. Nos tempos áureos... Sim, nos tempos áureos eu tinha muita dedicação aos alunos, queria que eles aprendessem a amar a literatura. Coisa rara hoje em dia. – Passou a mão pela barba feita e repousou o olhar para além da janela que, aberta, permitia a entrada de uma forte claridade. — Sabe, doutor, o mundo, como vemos, é apenas um recorte – disse apontando para a janela. — Não mais que um recorte delimitado em uma moldura.

A mulher inclinou o tronco para frente, apoiou-se nas duas mãos espalmadas no assento e puxou os quadris para trás. Com as costas melhor acomodadas, olhou para o médico como se esperasse a consulta começar.

— Então, o que o traz aqui, professor? – perguntou Daniel que em seguida tomou a caneta entre os dedos e posicionou o papel de anotações à sua frente.

— Ele tem se perdido na rua – antecipou-se dona Margarida.

O professor fez uma expressão séria e bateu os dedos na mesa em um ritmo nervoso. O ar que exalava com força pelas narinas trazia uma atmosfera tensa.

— Vou lhe fazer algumas perguntas – prosseguiu Daniel. — Não se sinta constrangido se não se lembrar de algo. São perguntas normais que faço para todos os pacientes, certo?

— Não tenho saída, tenho? – perguntou Ervin. — Vamos lá, estou pronto.

Depois de ter as informações básicas sobre os hábitos alimentares do paciente, a qualidade do sono, o aparecimento de alguma

dor ou desconforto, Daniel passou às perguntas que lhe dariam um diagnóstico mais preciso.
— Em que dia o senhor nasceu?
O professor riu.
— Doutor, já escrevi na ficha assim que cheguei ao consultório.
— Eu sei – respondeu Daniel.
— Então por que me pergunta? – inquietou-se o professor.
— É importante que o senhor diga.
Margarida pegou a bolsa que estava espremida entre o seu corpo e o braço da poltrona. Afundou seus dedos no couro, enquanto mantinha seus olhos para baixo. Era certo que aguardava com impaciência uma resposta que não vinha, até que, por fim, Ervin tomou a palavra.
— Sabe, doutor, nasci num dia de outono, no interior do Paraná. Meus pais tiveram cinco filhos, dois meninos e três meninas. Sou o filho rebelde, aquele que foi para a cidade grande e virou intelectual. Perdi um irmão quando eu tinha uns quatro anos. Eu me lembro bem, mas não sei se já tinha quatro anos completos, ou ainda estava com três. Bem, não importa. São detalhes que o tempo leva, não é? O que importa não são as datas, mas as marcas que deixam na nossa... na nossa biografia.
Daniel o olhava atento, quase sem respirar.
— Meu irmão adoeceu – continuou Ervin. — Chorava de dor no peito, falta de ar, seu corpo fervia. Meu pai o levou para o hospital e minha mãe permaneceu em casa conosco. Ele nunca mais voltou. Morreu de pneumonia. A casa virou um deserto sem palavras nos dias que se seguiram. Ninguém dizia nada e eu, mesmo pequeno, sabia da gravidade do momento. Lembro como se tudo tivesse acontecido há pouco tempo.
Daniel continuou imóvel. O papel permanecia ali, à sua disposição, além do computador que utilizava somente quando o paciente saía.
— Está vendo, doutor, como minha memória é boa? – perguntou Ervin. Não recebendo uma resposta imediata, voltou-se para a mulher, como se esperasse alguma reação. Mas ela, calada, apenas mantinha os olhos arregalados que fitavam ora o marido, ora o doutor.

Daniel colocou a caneta de lado e alisou o papel.

— Uma história triste que não esqueceu. Mas, vou lhe perguntar de novo, professor – disse Daniel sorrindo. — Qual é o dia do seu nascimento?

Margarida tocou no braço de Ervin:

— O doutor quer saber o dia, Ervin.

— O dia... – disse Ervin. — O mês e o ano também?

— Exato – assegurou o médico.

— Parece que estou em um interrogatório para ser julgado.

Daniel, sorrindo, encostou-se no espaldar da poltrona. Aquele homem tinha humor. Mas a mulher continuava séria e apertava a bolsa contra si.

— O doutor só quer saber o dia em que você nasceu, ora! – E demonstrando impaciência, completou. — Nove de abril de 1935.

O tempo da consulta avançava o horário programado. Daniel mexeu no papel, apertou o *mouse* do seu *notebook* como se buscasse alguma coisa. Pegou o relógio redondo de ponteiros que ficava na sua mesa e o mostrou ao paciente.

— Que horas são, professor?

Ervin pediu o relógio e, segurando-o, começou a observar os detalhes. Passou os dedos pela curvatura perfeita da circunferência, olhou atrás para tentar ver o mecanismo e disse:

— Antigo, hein?

— Sim – respondeu Daniel.

— Onde comprou?

— Era da minha avó.

— O doutor parece ter saudade da avó. Ou talvez da infância, afinal, é na infância que convivemos com as avós. A lembrança das avós nos traz nostalgia de nós mesmos.

Daniel passou as mãos no rosto e desviou os olhos, até que ouviu a voz da mulher.

— Ervin, o doutor quer saber as horas.

— Ah, estou sem óculos, Margarida.

Daniel pegou o receituário que guardava na gaveta e começou a solicitar alguns exames. Enquanto escrevia, lembrou-se de recomendar algo muito importante ao seu paciente.

— Professor, o senhor tem álbum de fotografias em casa?
— Claro que sim, fotografei meus filhos desde que nasceram. Aliás, tenho ainda algumas fotografias da minha família de origem, já meio apagadas e com alguns danos. Mas não sei bem onde está tudo isso. Você sabe, Margarida?
— Ah, está tudo na gaveta do escritório, a segunda do lado esquerdo da mesa. Mas está tão confuso aquilo, vai dar trabalho, doutor.
— Então – disse Daniel sem se importar muito com a resistência de Margarida. — Organize as fotografias em álbuns, em ordem cronológica. Vai ser um exercício muito bom para a memória. E volte assim que os exames estiverem prontos, certo?
O doutor já estava se levantando para acompanhar o casal até a porta quando Ervin, ainda sentado, apoiou o pedido médico na mesa e disse:
— Deixe-me anotar aqui nesse pedacinho de papel o que devo fazer. Natasha também pode ajudar. Ela vai gostar muito, não é, Margarida?
— Acho que sim.
Ervin olhou para o doutor.
— Natasha é minha princesa. E o doutor, tem filhos?
— Sim, mas nenhuma princesa – respondeu rindo. — São dois meninos.
— Mas tem esposa?
— Sim, claro.
— Então, tem rainha – concluiu Ervin. — E jamais se esqueça do que vou lhe dizer agora: cuide dela, doutor, senão vira rabugenta na velhice. Mulher pouco amada é uma bruxa a infernizar a nossa vida. Agora, se minha filha Natasha estivesse aqui, diria que a bruxa é a *anima* mal resolvida dentro do homem. A bruxa interna que ele projeta na mulher que está lá, à sua frente. Coisas do inconsciente. Aliás, o doutor especialista na mente deve saber disso bem.
— Ervin – interrompeu Margarida. — Não estamos aqui para nos intrometermos na vida do doutor. Desculpe, doutor Daniel.
Daniel não se incomodou. Aquela conversa lhe interessava, um homem de inteligência e espirituosidade raras.

— Sua filha é psicóloga? – Daniel quis saber.

— Sim, excelente psicóloga. Capta até o que pensamos, tem explicações para tudo.

— Desculpe, ele exagera. Natasha é uma pessoa esforçada, trabalha muito – justificou Margarida.

Finalizada a consulta, levantaram-se quase que ao mesmo tempo e foram até a porta. Daniel os viu caminhar pelo pequeno corredor até a recepção. Voltou para a mesa de trabalho, e ainda sem saber se passaria o paciente para um colega neurologista, releu as escassas anotações. Havia fortes indícios de Alzheimer, o que seria um caso comum para a neurologia. Pesquisas tentavam encontrar as origens das doenças cerebrais e maneiras mais eficazes de retardar seu avanço, mas nada além da medicação, da orientação familiar, e dos estímulos cognitivos poderia ser feito. E ele, médico, se o tratasse, veria aquele homem de tal inteligência calar sua erudição aos poucos, conforme ia adentrando em uma via sem saída.

Mas nada disso deveria lhe suscitar dor; nem a perda da inteligência, da memória, das palavras cheias de saber que dariam lugar a um silêncio de morte, pois tudo se desenrolaria dentro da previsibilidade.

Era a última consulta do dia. Daniel se largou na poltrona e recostou a cabeça no respaldo macio fechando os olhos. Se permanecesse ali por mais alguns minutos, poderia se embalar em uma preguiça tentadora que o impediria de terminar o trabalho. Tinha anotações a fazer. Obrigações do ofício. No entanto, deixava-se estar ali, largado, em uma posição que jamais mostraria aos seus pacientes.

Expirou o ar de uma vez, abriu os olhos, mexeu nos cabelos. Passava o dia vivendo os outros. Os problemas e os traumas dos outros. Não por acaso escolhera a psiquiatria depois da neurologia. O desconhecido humano ressurgia inédito a cada consulta, em rostos, histórias e motivações, impulsionando-o à mais instigante luta interna entre o desafio e a surpresa.

Desafio e surpresa. Assim podiam ser definidos alguns dos mistérios da vida. E a mente era o que mais o motivava.

Encarou o *notebook*. Tinha que completar a anamnese do menino que consultou naquela tarde. Vinha diagnosticado como hiperativo, mas ele não gostava de carimbar seus pacientes com nomes de síndromes, transtornos, psicopatologias diversas. Daniel se estimulava com a pesquisa, a observação, e cada pessoa que se sentava à sua frente trazia diversidades dentro de si.

Olhou para a janela. *O mundo é apenas um recorte*, foi o que disse aquele sábio professor de literatura. Não mais que um recorte delimitado em uma moldura. Nunca havia pensado que suas esquadrias formavam um pequeno recorte da realidade, e que tudo o mais não podia ver. Riu de si mesmo. De súbito sentiu-se ridículo diante de sua pretensiosa onisciência de médico e de homem. Na verdade, seu conhecimento também tinha molduras e não passava de um recorte. Um recorte, apenas.

De repente, percebeu um ruído e voltou a atenção ao computador.

Endireitou-se na poltrona. O costumeiro chiado se tornou audível tirando-o da quietude do início da noite, quando o telefone não tocava mais e somente a secretária se encontrava na recepção, provavelmente verificando os horários do dia seguinte.

Posicionou os dedos no teclado e digitou algumas percepções sobre o menino com sintomas de hiperatividade, depois, repassou as consultas do dia, demorando-se na lembrança do paciente que mais o impressionara.

Ervin de Apolinário, nascido a 9 de abril de 1935, casado com Margarida Rezzani de Apolinário, pai de Alberto, advogado, e Natasha, psicóloga. Apresenta dificuldades para dormir, irritabilidade, esquecimentos constantes, alguma confusão mental com datas, perdeu-se na rua algumas vezes, manifesta certa agressividade quando contrariado, repete as mesmas frases, incapacidade de ler as horas, dá respostas inexatas, não responde ao que foi perguntado, preocupação em não parecer tolo, esfrega as mãos com frequência (início de cacoete), memória antiga ainda preservada. Segundo a esposa, os sintomas estão se intensificando, mas os confundiu com sintomas normais do envelhecimento.

Desligou o computador.

Sintomas normais do envelhecimento. Como um grande vilão à espreita, a velhice surgia aos poucos, sorrateira, roubando o bom humor, a memória e a disposição para a vida, até que, não podendo mais se esconder, começava a evidenciar garras impetuosas e cruéis, condenando dia após dia a vítima à decadência.

Daniel sentiu-se incomodado, a velhice não podia ser caracterizada apenas por sintomas de doença. *Envelhecer não é adoecer*, pensou. Mas o fato é que, como médico, via muitas pessoas chegarem à velhice tristes, depressivas, irritadas, mentalmente confusas. Que caminhos percorreram que as fez chegar até ali naquele estado? Essa era uma pergunta que se fazia, e que se existisse alguma resposta, não a encontraria em livros de medicina, mas na observação dos fatos da vida.

Levantou-se e tirou o jaleco branco que deixava pendurado em um cabide de madeira perto da janela; a hora do jantar se aproximava e seus filhos o esperavam para lhe contar os fatos acontecidos na escola ou os resultados do time de futebol. Ajeitou sua camisa e tocou na medalhinha de ouro com a imagem de Nossa Senhora em alto relevo, certificando-se de que aquele objeto, única herança recebida da avó, estava junto ao corpo.

Abriu a porta e notou mais uma vez a quietude da sala.

Apagou as luzes do consultório e saiu.

Algumas semanas mais tarde, Daniel aproveitou um intervalo entre consultas da manhã e retornou a ligação para um número desconhecido que o havia chamado sem deixar mensagens. Uma voz de mulher atendeu.

— Quem fala? – perguntou Daniel, ouvindo um barulho de rua.

— Natasha.

— Recebi uma ligação desse número.

— Ah, é o doutor Daniel?

— Sim.

— Fui eu mesma que liguei – disse Natasha com uma voz um pouco trêmula. — Sou filha do professor Ervin, lembra-se dele? Esteve consultando-se com o senhor.

— Claro que me lembro – Como poderia se esquecer? Aquele homem revirava memórias antigas à medida que suas desconfianças sobre a doença que o acometia se confirmavam. — Como ele está? – perguntou após uma pequena pausa.

— Agora, melhor. Já estamos voltando com ele para casa, depois de um grande susto. Mas gostaríamos que o senhor viesse vê-lo em casa. Ele se recusa a voltar ao consultório.

— Entendo.
— Já temos os exames.
— Ótimo.
— Quando o senhor pode vir?
— Depois das oito da noite.
— Hoje?
— Sim, hoje.
— Precisa do endereço?
— Tenho na ficha.
— Até a noite, doutor.
— Até a noite.

Daniel finalizou a ligação e colocou o aparelho sobre a mesa. Não tinha perguntado mais detalhes sobre o grande susto de que lhe falara a filha do professor. Mas dali para frente, a família conviveria com situações inesperadas que podiam levar a sentimentos súbitos de medo e desespero, pois, entre o inesperado e o susto poderiam surgir diversas matizes que iam da surpresa ao sobressalto.

Daniel tomou a caneta nas mãos como se fosse fazer alguma anotação, mas fixou o olhar no relógio redondo de ponteiros, que deixava ao lado da fotografia de Milene e dos dois filhos. O ponteiro dos minutos se deslocava sempre no mesmo sentido, tornando a passagem do tempo bem marcada pelo *tic-tic-tic*, mas de repente, começou a girar no sentido contrário, conduzindo-o – homem realista e nada passional, como todo médico deveria ser – através de minutos, horas, dias, e muitos dias, até um domingo dos seus 12 anos, em que a avó causou uma grande tristeza.

É certo que anos depois, ainda durante a Faculdade de Medicina, percebeu que não fora a avó responsável por aquela grande tristeza, mas o Alzheimer. O Alzheimer, doença que isolava vó Dione da família, a cada dia um pouco mais.

Vó Dione dividia sua rotina entre a clínica, onde recebia tratamento médico e fisioterapia, e a casa. Já não tinha autonomia para realizar sua higiene, nem para se alimentar. Passava muito tempo sentada, mexendo na sua fitinha vermelha e a rotina da família estava mudada. Daniel chegava da escola no mesmo horário em que sua mãe descia do carro com a avó vinda da clínica, e com esforço a ajudava a subir os poucos degraus que separavam o portão da porta de entrada. Sentavam-se os três à mesa, quando a avó não tinha alguma crise de agressividade em que era capaz de jogar a comida ao chão ou de bater em quem estivesse à frente. Então, o menino presenciava a uma verdadeira luta que esgotava a saúde de sua mãe, fazendo surgir nela sinais de fraqueza. E todas as vezes que algo assim acontecia, Daniel terminava o almoço sozinho ou perdia a fome por completo.

Um dia, porém, vó Dione levou um tombo ao tentar se levantar da cama sozinha, num momento em que a mãe a deixara sob os cuidados da empregada. Depois desse acontecimento, ela foi definitivamente internada por aconselhamento da médica, para sua segurança. A casa, que não contava mais com a presença de vó Dione, tornara-se uma sinfonia incompleta, uma canção pela metade, um lugar grande demais para Daniel e sua mãe, que somente podiam vê-la nos dias permitidos pelo regimento interno da clínica.

Foi em uma das visitas aos domingos que Daniel, ao lado de sua mãe, entrou em um grande salão onde pessoas sorridentes traziam flores que, em conjunto, davam uma notável diversidade ao ambiente. Entre tantas formas, texturas e cores, o menino se sentia num universo feito de belezas múltiplas, embora ali todos visitassem algum familiar velho e doente. Além das flores que quebravam a monotonia das paredes brancas, havia caixas de bombons abertas e papeizinhos coloridos esparramados sobre as toalhas, enquanto vários idosos mastigavam lentamente o chocolate, junto aos netos de bocas lambuzadas, correndo entre as mesas.

Ansioso por encontrar a avó, olhava para aquela movimentação de pessoas, quando a mãe lhe disse:

— Vovó quase não vem mais ao salão, meu filho. Vamos direto ao seu quarto.

Mãe e filho caminharam pelo corredor e diante deles as enfermeiras acompanhavam os passos lentos de dois pacientes. Daniel se apressou e a mãe o puxou pela mão:
— Espera, menino. Assim você vai atropelar os velhinhos.
— Vão no vagar dos velhos, mãe.
E a mãe, como se lembrasse a maneira divertida da avó dizer certas coisas, repetiu: — Sim, no vagar dos velhos...
A porta estava semiaberta, entraram sem bater. Vó Dione estava visivelmente magra e, segundo a enfermeira, não demonstrava mais qualquer interesse pela comida. Recostada na cabeceira da cama, não levantou os olhos da fitinha vermelha que enroscava entre os dedos. Enroscava e desenroscava, murmurando sons incompreensíveis. Daniel se sentou à beira da cama, diante dela, e perguntou:
— Vó, o que a senhora está fazendo?
Mas quem respondeu foi a enfermeira:
— Ela quase não fala, passou a semana assim.
A mãe tocou no braço da avó que não olhava para ninguém, como se refugiada em outro mundo, e perguntou, voltando-se para a enfermeira:
— Não tem sido agressiva?
— Sim, quando contrariada. Não gosta do banho, nem de se vestir. Seus cabelos ralos e brancos caíam desalinhados. A mãe de Daniel passou a mão para ajeitá-los, e nesse instante a enfermeira se justificou:
— Ela não deixa ninguém penteá-la.
Daniel olhou para a mãe que lhe sorriu.
— Já há algum tempo é assim. Quem conheceu dona Dione se lembra da prontidão que tinha, das receitas milagrosas de ervas, que, aliás, ninguém podia chamar de milagrosas, pois era pecado – disse rindo. — Mas as receitas deliciosas, dessas sim, podia-se falar abertamente para todo o mundo ouvir. Ah, como ela cozinhava bem, não é, Daniel?
Daniel confirmou com um aceno de cabeça.
— Quem conheceu dona Dione – continuou a mãe – se lembra do coque que usou durante anos. Quando mais jovem, tinha cabe-

los fartos e sabia prendê-los de diversas maneiras. Eu era pequena e gostava de olhá-la diante do espelho enquanto se arrumava. Uma mulher elegante, diziam as esposas dos colegas de trabalho de meu pai. Já as amigas beatas, companheiras de missa, enfatizavam sua prontidão. Sempre tinha tempo para os outros, e ajudava todos com uma receita ou uma palavra.

A enfermeira, que parecia gostar de histórias, ouvia sem quase piscar, até que disse:

— Vejo tantos velhinhos todos os dias aqui na clínica, tão dependentes de nós para sobreviver, e me pergunto, como terão vivido? O que realizaram? Todos eles trazem uma história que não contam mais. E o que eu vejo é apenas a imagem do que com certeza não foram.

Daniel notou os olhos mais brilhantes da enfermeira e a mãe tocou em seu braço, coberto pela manga branca do avental.

Vó Dione colocou as mãos sobre as pernas, largou a fitinha vermelha e moveu a cabeça para a direita, onde estavam a filha e o neto. Daniel se empolgou com o gesto de aproximação da avó e disse:

— Vó, como a senhora está, vó?

Como ela não lhe respondeu, o menino fez uma nova tentativa de se comunicar com ela.

— Sou eu, vovó, Daniel.

Ela o fitou nos olhos. No fundo dos olhos. Ele aguardava. Sua voz saiu emaranhada, como enroscada em cordas ressecadas pelo desuso.

— Quem... Quem é... você? – perguntou ela.

O menino encarou a mãe. Queria perguntar por que a avó não o reconhecia, ela que se dedicara tanto ao neto, o único neto, e que agora o fitava como a um estranho. Já que não ouviu palavra alguma que lhe desse conforto, enfiou o rosto entre os joelhos, como se com esse gesto pudesse ser lançado para bem longe dali. Mas logo os braços de sua mãe o envolveram e, sentindo o calor de seu colo, ouviu um suspiro, uma lamentação e, por fim, um choro.

Com coragem, olhou para a mãe e sua expressão demonstrava como havia sido dolorosa para ela também a pergunta da avó.

E, sem que ela lhe desse chance de sair correndo para chorar em algum lugar escondido, como fizera tantas vezes durante a infância, apertou-o em seu peito e assim ficaram por longos minutos de silêncio.

Tic-tic-tic.

Daniel olhou para o relógio. Assustou-se. Dez minutos haviam avançado da consulta seguinte. Ainda mergulhado nas emoções do passado, pegou o telefone, discou dois dígitos e mandou o próximo paciente entrar.

O dia ainda seria intenso e à noite faria uma visita ao professor Ervin. Não podia se esquecer de avisar Milene que não daria tempo de jantar em casa. Ela, com certeza, armaria a sua cena e depois voltariam à paz.

As horas avançaram até que a última consulta do dia terminou. Daniel se levantou e fechou a janela para não correr o risco de esquecê-la aberta. Mesmo exausto, faria a visita médica a Ervin de Apolinário, pensando na melhor forma de lhe dizer que seria encaminhado a outro médico. Não podia tratá-lo, definitivamente.

Acessou a ficha do professor e anotou o endereço. Desligou o computador, guardou a folha da última consulta na pasta e foi ao banheiro olhar sua aparência; a pele tinha o brilho do cansaço, o que podia melhorar com um pouco de água fria. Com o rosto ainda úmido, penteou os cabelos e notou alguns fios esbranquiçados. Podia ser a idade ou as preocupações normais da vida. Tanto faz, o fato é que os fios estavam ali para lhe mostrar que não era mais tão jovem.

Nos últimos dias, Daniel tinha se lembrado com frequência da avó e dos anos que se sucederam desde que adoecera até a morte. Foram cerca de cinco anos de grandes mudanças que o forçaram a perceber que a vida era um caminhar por um fio tênue, não tão seguro assim, e que tudo podia desmoronar de repente. Aos 12 ou 13 anos já sabia o que significava morrer aos poucos. Sua avó partia a cada perda de consciência, a cada vez em que se lembrava menos e se confundia mais, até que perdeu por completo a memória e rompeu com todos os vínculos de afeto que tinha.

Até que não o reconheceu mais.

A impotência diante da doença da avó despertou-lhe o desejo de compreender as enfermidades e encontrar a cura. Foi por esse impulso, nascido do contato vivo com a morte, que decidiu ser médico.

Voltou-se para o espelho. Os fios ligeiramente brancos se espalhavam quase imperceptíveis pelos cabelos ainda fartos que sempre tivera. Castanhos, não tão lisos, chegavam tampouco a ser enrolados. Passou o pente mais uma vez. Deu risada. Vaidade de homem parecia coisa esquisita.

Olhou para o relógio de pulso.

Eram quase oito horas da noite e, apressando-se para sair, telefonou para casa, enquanto se dirigia ao elevador. Mateus atendeu:

— Oi, pai, você está chegando?

— Não, meu filho, hoje tenho que ver um paciente. Sua mãe está?

— Espera aí.

Daniel ouviu o filho chamar a mãe várias vezes.

— O que é, Daniel? – perguntou Milene, como se estivesse irritada após ser interrompida em alguma tarefa.

— Tudo bem, Milene?

— Tudo – respondeu ela. — Você já está vindo?

— Não, na verdade ainda não. Vou visitar um paciente que não pôde vir ao consultório.

— Justo hoje, Daniel? Fiz a lasanha que você gosta.

— Não escolho o dia em que alguém precisa de atendimento. Não posso deixar de ir, me desculpe.

— Não pode por quê? O paciente está de cama?

— Depois eu explico.

— Não precisa nem explicar. Já sei tudo o que você vai me dizer, mas a verdade é que fico sempre em segundo lugar. Ou em terceiro, sei lá.

— É um paciente, precisa muito de mim agora. Por que você não entende? É meu trabalho.

— Se precisa de você, que vá ao consultório. Em horário normal.

— Sou médico acima de tudo.

— Acima de tudo mesmo. Acima de mim, acima de seus filhos... Não posso competir com o seu lado doutor. Por que fui tão idiota em me casar com um médico?

Fizeram silêncio. Daniel podia ouvir a respiração de Milene.

— Estou atrasado, depois conversamos.
— Você não vem jantar?
— Vou mais tarde.
— E a lasanha? - perguntou ela, após alguns segundos.
— Deixe no forno, eu como depois. Pode ser assim, Milene? - sugeriu ele, num tom mais ameno, tentando agradá-la. Mas, em vez de uma resposta, apenas ouviu o telefone ser desligado antes mesmo que pudessem se despedir. — Que merda! - disse para si mesmo.

Milene nunca compreendera o trabalho do marido, que exigia tanto empenho. Escolhera aquela profissão que o levava a vasculhar a mente alheia, como um curioso que entra em uma sala e começa a querer descobrir tudo o que está ali, objetos que não mostram por completo seus detalhes em cores, em formas, sendo que o engano do observador, nesse caso, não muda a configuração da sala e tudo pode ficar como está. Mas ele, médico da psique, tinha que ter a visão certa do que se passava na mente alheia e qualquer equívoco colocaria em risco a cura do paciente.

Lembrou-se da senhora que tinha uma pequena bolsa debaixo do braço. Os sintomas apresentados pelo marido, o professor aposentado, um desafio. Uma ponte da qual não podia se desviar e que o levava a encarar sentimentos remotos, tornados presente, e quem sabe, de forma desmesurada e sem controle.

Mas o que o incomodava era a incapacidade de distinguir aqueles sentimentos. Dar-lhes nome. O sumiço de Dapatinha, a morte da avó, a tristeza da mãe, tudo eram fatos dolorosos que não deveriam mais ressurgir como fantasmas irreconhecíveis. Fantasmas da perda, do medo, do abandono, da solidão. No entanto, algo se remexia em uma camada profundamente inconsciente e que ele, mesmo estudando a mente humana, não alcançava.

O que é que não alcançava de si mesmo?

Desceu à garagem, entrou no carro e olhou para o papel, conferindo o endereço. Talvez encaminhasse mesmo aquele homem para outro médico. E assim, mudaria a trajetória, calando, enfim, as vozes internas que o assolavam.

Como o trânsito andava bem, chegou à rua indicada antes das oito e meia. Procurou pelo número e viu um portão branco, uma frondosa amoreira e pela janela, a luz da sala acesa.

Estacionou bem em frente, desceu e tocou a campainha.

Viu que alguém girava a chave do lado de dentro.

A porta se abriu.

A pouca claridade não impediu que Daniel notasse os pés delicados envolvidos por uma sandália de cor clara e a calça justa que subia contornando pernas esguias até a cintura. Olharam-se. Ela o cumprimentou com um meio sorriso e deu um passo para trás.

— Doutor Daniel? – perguntou ela. — Boa noite, sou Natasha.

— Muito prazer, Natasha – respondeu ele, estendendo-lhe a mão. Ela retribuiu o gesto e o convidou a entrar.

— Por aqui, doutor. – Adiantou-se para o primeiro degrau da escada que levava à porta de entrada, passando pelo pequeno jardim cuja sombra da noite não permitia que se vissem os detalhes das plantas. Daniel a seguiu num silêncio que se quebrava à medida que o barulho da televisão se tornava audível.

Assim que entraram, Margarida veio recebê-lo.

— Desculpe-me por não ter ido lá embaixo abrir-lhe o portão, mas minhas pernas a essa hora já estão tão cansadas... E subir e descer essas escadas me dá falta de ar.

— Não se preocupe com isso, dona Margarida – respondeu ele lançando um breve olhar para Natasha, que ajeitava algumas almofadas no sofá.

— Como está o professor Ervin? – quis saber Daniel, não o vendo por perto.

— Ah, hoje tivemos um dia difícil, muito difícil. Natasha vai me ajudar a contar, porque ele... Bem, ele está no quarto e se recusa a sair de lá. – Os olhos de dona Margarida se tornaram avermelhados e as palavras não fluíam com facilidade. Desatou a chorar.

Natasha se sentou ao seu lado, Daniel, à frente, observava as com o semblante sério.

— Meu pai se perdeu na rua, hoje de manhã. Já sabemos que ele não pode mais sair sozinho, e temos impedido, mas é difícil. Às vezes ele sai e não percebemos.

Daniel apenas a escutava.

— Ficamos quase duas horas procurando por ele em todo o bairro. Nunca tinha acontecido isso. Ele sempre conseguiu voltar.

— Ele não pode mais sair só, de jeito nenhum - afirmou Daniel.

— Eu sei - respondeu Natasha. — Hoje ele saiu sem que ninguém visse. Foi logo depois do café da manhã. Agora eu costumo ir com ele à padaria, ele gosta tanto... Depois disso vou trabalhar, mas hoje nem pude ir. Cancelei os atendimentos da manhã.

— Como foi que ele se perdeu? - quis saber Daniel percebendo a fala confusa de Natasha.

— Fui com ele comprar pão, depois voltamos, tomamos café, mas num minuto de descuido, ele saiu. Acho que foi no momento em que minha mãe lavava a louça, eu estava no meu quarto, não sei direito, doutor. Só sei que ele saiu e se perdeu.

Natasha parou de falar, como se esperasse uma reação do médico, algum diagnóstico ou conselho, mas Daniel continuava em silêncio. Olhava-a. Natasha usava uma bata de algodão rosa envelhecido, cujo discreto decote mostrava um colar delicado de pedras brasileiras que ressaltava sua pele branca e fina. De repente, ela segurou o colar com uma das mãos, como se quisesse se cobrir. Talvez ele a intimidasse, mas era médico, tinha mania de observar.

— Ele estava sentado no banco da praça que fica a umas três quadras daqui - continuou ela. — Estava lá, olhando para o nada. Eu e minha mãe chegamos perto dele, ele parecia que não nos via. Eu o abracei, estava nervosa e aliviada ao mesmo tempo. Mas ele... Ele me empurrou, doutor Daniel. Empurrou-me forte.

Daniel sentia a gravidade do relato, e a emoção que saía da voz de Natasha o tocava profundamente. Por fim, teve coragem e perguntou:

— Ele reconheceu vocês?

Natasha soltou as mãos da mãe e levou-as ao rosto. Não tinha como escapar daquela revolta. Não tinha, e ele sabia disso. O inconformismo de ter-se tornado uma estranha para o próprio pai. Margarida, por sua vez, não movia a cabeça, não gesticulava, como se quisesse ficar quieta, alienada das notícias que vinham de fora e lhe traziam o pasmo de uma situação inesperada. E, como se pudesse escapar daquela paralisia interior, ela se levantou.

— Vou buscar os exames.

Natasha estava visivelmente constrangida, mantinha o rosto fincado entre as mãos.

— Natasha, eu entendo que é a primeira vez que seu pai não a reconheceu. Saiba que esse comportamento vai se tornar mais frequente. Ele vai oscilar entre a lucidez e o esquecimento.

— Mas o doutor já sabe o que meu pai tem?

Nesse momento, Margarida voltou e lhe entregou alguns envelopes de laboratório. Daniel percorreu os olhos nos resultados sentindo a expectativa que vinha da mulher e da filha.

— Os exames estão praticamente dentro da normalidade, mas há indícios de uma pequena atrofia cerebral.

— Atrofia? Meu pai? O que o senhor está dizendo? – assustou-se Natasha.

Daniel fitou-a por alguns segundos.

— Sim, perda de corpos neurais, o que provoca a diminuição do volume cerebral.

— Mas, afinal, o que acontece com ele, doutor? – perguntou dona Margarida.

— Doença cerebral degenerativa.

— O quê? O senhor diz que meu pai tem... Um tipo de demência? – quis saber Natasha com um fio de voz baixo, quase inaudível.

Daniel balançou a cabeça afirmativamente e continuou:

— Preciso fazer algumas avaliações de memória, de atenção, de linguagem, pois apenas os exames laboratoriais não confirmam o diagnóstico. Mas pode ser Alzheimer – disse Daniel.

— Aquela doença que não tem volta? – indignou-se Margarida.

— Não, não tem, mas é possível retardar o avanço – explicou Daniel.

Natasha deixou sua atitude passiva e disse em voz mais alta:

— Meu pai não pode esquecer tudo o que ele fez na vida. Não, não pode!

— Pobre Ervin... – disse Margarida colocando a mão no peito — Ah, que sensação ruim, meu Deus... Como fui injusta com ele. Que Deus me perdoe!

Daniel permaneceu calado. Margarida abraçou a filha num gesto que evidenciava a necessidade de desabafar o remorso por ter sido tão impaciente com Ervin. As palavras saíam em meio ao choro, incompreensíveis, e como se não conseguisse mais permanecer em pé, apoiou-se no braço do sofá. Daniel tentou ampará-la.

— A senhora está bem? Sente-se aqui, vou medir sua pressão.

Mas, antes mesmo que ele pegasse o instrumento, Natasha, ainda segurando a mãe, interveio:

— Depois de uma notícia dessas, como ela poderia ficar bem?

— Natasha, o doutor está aqui para nos ajudar. Desculpe, doutor, ai, meu peito dói... – Naquele momento, Natasha fitou Daniel com seus olhos grandes, indagadores, como se agora desvendasse o que estava por trás dos atos inconsequentes que o pai vinha tendo; e como se ele, médico, pudesse ter todas as respostas. Mas Daniel não as tinha. Era mais um espectador com um diploma de doutor. Um espectador que assistiria a um homem culto e ilustre perder a própria identidade.

Os três permaneciam sentados na sala; Daniel ouviu passos que vinham da escada. Margarida, afoita, levantou-se e correu para dentro. Instantes depois ela voltava ao lado de Ervin.

— Não preciso de ajuda! Já disse que não preciso de ajuda! – dizia Ervin em voz alta.

Caminhou em direção à poltrona, com olhar enfezado. Passou por Daniel, dando a impressão de que não notara que havia alguém mais na casa, enquanto Margarida, um pouco afastada, observava o marido.

— O doutor veio nos visitar, Ervin – disse ela.

— Ah, sim, como vai, doutor? – perguntou levantando-se para lhe estender a mão.

Daniel deu alguns passos para a frente, para corresponder ao gesto do professor, e viu Natasha se aproximar e se ajoelhar ao lado do pai. Com delicadeza, ela lhe tocou as mãos que já estavam entrelaçadas sobre o abdômen. E Margarida, ainda abalada pela notícia, cercou o marido de atenções, como se quisesse expiar a culpa por tê-lo agredido tantas vezes com palavras ríspidas. Mas agora sabia que seu comportamento não era teimosia, nem caduquice; comportamento que, por vezes agressivo e intempestivo, por vezes indiferente, tinha um nome certo.

Margarida ofereceu chá a todos e após alguns minutos retornou com a bandeja. Ervin permaneceu calado, a boca entreaberta, olhando ora para Natasha, ora para Daniel, como se quisesse desvendar alguma incógnita.

Por fim, perguntou:

— Natasha, quem é ele?

Natasha sorriu e disse para a mãe:

— Ele me reconheceu.

— Quem é ele? – repetiu Ervin sem tirar os olhos de Daniel.

Margarida interferiu sem controlar a irritação.

— Ora, Ervin! Ele é o doutor Daniel, não lembra?

— Ah, sim. Ele é o doutor – repetiu. — Pois veio visitar alguém doente?

— Sim, estou aqui para saber como o senhor está.

— Sinto-me... – olhou para Margarida. — Eu sinto... O que é que eu sinto?

Ervin olhou para a bandeja e estendeu a mão para pegar a xícara de chá. Margarida acompanhava seus gestos com evidente apreensão.

— Erva-doce, Ervin – disse ela. — Sem açúcar, como você gosta – Em seguida, virou-se para Daniel:

— Com açúcar ou adoçante, doutor?

— Sem açúcar para mim também.

A sala se preencheu pela quietude. Ervin segurava a xícara à altura do peito e perguntou:

— O que faço com isso?

Margarida, que enchia a xícara de chá para o doutor, parou para fitar o marido.

— O que faço com isso? – repetiu, mostrando a xícara para Margarida.

Natasha e Daniel se olharam.

Margarida franziu as sobrancelhas.

Ninguém se mexia, ninguém esboçava gesto algum, ninguém conseguia pronunciar uma só palavra. Havia no ar uma expectativa desconfortável, parecia que esperavam alguma reação de Ervin, que ele finalmente levasse a xícara aos lábios e bebesse um pouco do chá, ou que deixasse a xícara sobre o pires, na mesa, recusando-se a bebê-lo ou pedindo alguma outra coisa qualquer.

Ele, porém, não fazia nada.

Ervin apenas segurava a xícara como um objeto estranho que não tinha utilidade alguma, enquanto as duas mulheres e o doutor aguardavam, tão estagnados quanto o próprio Ervin, que ele saísse da imobilidade. Daniel, por alguns segundos, foi levado por aquele entorpecimento coletivo, aturdido pela súbita visão de sua avó sentada à mesa de jantar, olhando atônita para o garfo. Sua mão tremia e o alimento quase caía de volta para o prato, sem que ela lembrasse que aquilo era apenas um instrumento para levá-lo à boca. *É um garfo*, dissera a mãe de Daniel. E, deixando ecoar dentro de sua mente a frase dita pela mãe, *É um garfo! É um garfo!*, Daniel despertou com a voz de dona Margarida:

— É uma xícara, Ervin! Uma xícara!

Voltando a si, Daniel se recompôs. Sua presença ali tinha um motivo bem claro e ele, como profissional, não poderia se deixar levar por uma onda emocional que o desviava do atendimento médico. Tinha que encaminhar o paciente para outro especialista. Não aguentava aquela situação, mas tinha que fazer seu trabalho. Posicionou-se no sofá e inclinou o corpo para frente, para observar Ervin mais de perto.

— Sim, é uma xícara, professor. O senhor pode beber.

Como sua fala não ocasionou movimento algum no paciente, aproximou-se dele e se agachou ao seu lado. Nesse mesmo instante, Natasha, que ainda estava ao lado do pai, afastou-se e foi se sentar com a mãe no sofá.

O professor deixou Daniel ajudá-lo a pegar a xícara e levá-la aos lábios. Margarida não tirava os olhos de Ervin, e de vez em quando cochichava algo para Natasha. Esta, por sua vez, mantinha o cotovelo sobre o braço do sofá e a testa apoiada em uma das mãos, enquanto ouvia, num aspecto de desolação, o que a mãe lhe dizia. E, entre a atenção voltada ao pai e os cochichos com a mãe, Daniel notou que a filha lhe lançava alguns olhares mais demorados.

Nesse momento, Daniel percebeu que Ervin fixou o olhar em seu pescoço e, num gesto mais instintivo do que racional, tentou fechar o colarinho.

— É religioso? – quis saber Ervin tentando pronunciar as palavras que saíam com dificuldade.

— Não, não sou – respondeu Daniel um pouco constrangido.

— Mas tem aí, imagem de santa – disse Ervin.

— Presente da minha avó, professor. Ela, sim, era muito religiosa. Levava-me todas as manhãs de domingo à missa, e à tarde ia de novo, encontrar outras senhoras.

Margarida sorriu para Daniel, como num ato de aprovação, como se vislumbrasse o bom menino que havia sido, e intrometendo-se na conversa, disse:

— As avós dão aos netos arte e religião. O que faz a vida mais bela. Muito bonito da sua parte, doutor, andar com a medalha que foi da avó. Poucos homens têm esse gesto.

— Minha avó foi muito importante para mim.

— Desculpe-me se me intrometo na sua privacidade, doutor, mas é que estamos aqui todos em família. Sinto-o tão à vontade conosco que é quase como um velho amigo, mas não tem crença alguma?

— Meu trabalho não me permite ter crenças, dona Margarida.

— Por que não? – quis saber Natasha.

— Preciso de constatações – respondeu fitando-a nos olhos.

Ervin o olhou parecendo estar com a mente lúcida e tentou dizer algo.

— Nunca... cri.

— Pois é – intrometeu-se Margarida –, Ervin nunca acreditou em nada que os olhos não vissem.

— Para mim – replicou Natasha –, o homem que não crê, morre um pouco a cada dia.

Daniel olhava Natasha com curiosidade. Desejava tocar mais profundamente no pensamento daquela mulher intrigante.

— Se pensarmos que a cada dia ficamos mais velhos e, portanto, mais próximos da morte, o que você diz vale para todos – afirmou ele.

— A verdade não depende das crenças, nem das pesquisas de ninguém. A verdade existe tal como é. O que mudam são os caminhos que nos aproximam ou nos afastam dela. Assim, doutor Daniel, se a morte é um fim ou se não é um fim, é um fato que independe dos nossos questionamentos.

As palavras de Natasha se mostravam firmes. Daniel se surpreendeu com o interesse que lhe despertavam as convicções que ela defendia.

— Então, Natasha, se a verdade se coloca como algo inatingível para mim, ou para todos nós, como vou saber se estou certo ou errado? – perguntou ele.

Natasha sorriu e seu rosto parecia iluminar-se de entusiasmo diante de assuntos tão profundos.

— Nesse caso, depende de crer ou não crer, pois provas mesmo, as provas que o doutor deseja, não existem.

Natasha não lhe parecia ser uma mulher religiosa como sua avó, ou como dona Margarida, apegada a dogmas incontestáveis vindos de fora, embora ela falasse de crenças, e pela primeira vez se percebeu admirado por hipóteses que ele não via, nem ouvia.

Alguns minutos de silêncio se passaram até que Ervin largou a xícara no chão, que, mesmo não se quebrando, derramou o líquido no tapete.

— Ah, meu Deus! – gritou Margarida.

Ervin se levantou de maneira brusca, chutou a mesa enquanto atirava no ar palavras ofensivas. Xingava a todos sem distinção. Daniel tentou segurá-lo, não era fácil, o professor ainda tinha força.

— Pai! Pai! Fica calmo! – disse Natasha correndo em direção ao pai.

Daniel olhou para as duas mulheres enquanto tentava controlar seu paciente e disse:

— Vou receitar alguns remédios para tranquilizá-lo.

Natasha e Margarida se aquietaram. Daniel pegou o receituário e fez algumas prescrições.

— Natasha, você pode comprar esses medicamentos na farmácia, mas eu trouxe algumas amostras para que ele tome agora.

Após a medicação, já mais calmo, Ervin voltou a se sentar e em poucos minutos cochilou.

Daniel aproveitou o momento tranquilo para lhes dar algumas orientações.

— O doente de Alzheimer tem crises de depressão, de tristeza e de agressividade. Além da ausência, é claro. Vocês, e em especial a senhora, dona Margarida, devem olhar para esses momentos como parte da doença e não como um ataque pessoal. Isso melhora muito o convívio. Mas é importante, também, dividir os cuidados com um profissional. A senhora precisa continuar fazendo as coisas que gosta, pois se não se sentir bem, não vai conseguir ajudá-lo, entende?

Margarida apenas movimentou a cabeça para frente e o médico prosseguiu.

— Não se sinta culpada por não poder cuidar de seu marido todo o tempo. Muitos familiares se sentem impotentes quando delegam tarefas a um cuidador, então, acabam assumindo o compromisso de fazer tudo sozinhos, como se fossem heróis imortais. Cuide da senhora, pois somente assim vai poder ajudá-lo. Outra coisa importante: não o infantilizem. Não chamem a sua atenção. Apenas o aceitem.

Natasha ouvia com atenção as recomendações, sentada na poltrona em frente ao médico e à sua mãe. Suspirou com mais força e Daniel a olhou.

— O doutor fala para aceitarmos, como se fosse simples – respondeu ela. — Acha que é fácil olhar para o próprio pai e não o reconhecer? Pois se ele não nos reconhece, nós também não o reconhecemos. Ele não é mais o mesmo – disse ela já em prantos.

— É como se ele se apagasse aos poucos. Apagasse todo seu brilho, seu conhecimento. Ele vai se afastar de nós cada vez mais, não é? Então, como posso aceitar essa situação? Como?

As mãos de Natasha estavam apoiadas em seus joelhos e os cabelos mais longos do que a altura dos ombros se separavam em leves cachos. Daniel observava sua feminilidade frágil e a contemplava em sua totalidade, sensível, chorosa. Mas não podia denotar qualquer emoção particular. Tinha, sim, que encaminhar Ervin a outro médico com urgência.

Recompôs-se e sorriu levemente.

— Natasha, aceitar um fato não significa se colocar de forma passiva frente às mazelas da vida. Aceitar é o primeiro passo para transformar. Se não aceito a condição, jamais poderei chegar a uma solução.

— O senhor disse que a doença não tem volta, então, que solução posso encontrar?

— Não precisa me chamar de senhor – afirmou Daniel.

Às vezes as pessoas confundiam o conhecimento médico com um saber superior que o elevava a uma categoria acima das pessoas comuns, como se o fato de estudar o corpo humano, a mente humana, o levasse a uma realidade misteriosa acessível apenas para alguns.

— Vocês querem outro chá? – interrompeu Margarida.

Daniel olhou no relógio. Era tarde, muito tarde. Milene deveria estar furiosa. Pegou o celular que estava no bolso. Havia mensagens de voz. Podia ser uma emergência, um chamado médico, mas era bem provável que só ouviria lamentações de sua mulher. Considerando essa hipótese a mais acertada, colocou o aparelho de volta no bolso.

— Aceito um chá, obrigado, dona Margarida, mas depois vou embora, já está bem tarde.

Margarida saiu da sala por uns instantes.

— Quando o senhor quer rever meu pai?

Daniel sorriu.

— Não precisa me chamar de senhor.

Parecia que ela não sabia mais o que fazer com as mãos, o corpo, o sorriso tímido que sumia aos poucos.

— Estou diante de um médico – respondeu por fim.

Sim, estava diante de um médico, mas que fardo aquele! Sempre a profissão, a imagem quase sagrada de doutor se antepondo a si mesmo. Estava diante de um homem, não de um médico, teve vontade de lhe dizer.

Aqueles minutos de silêncio se tornaram constrangedores. Daniel se mexeu na poltrona. Virou-se para a mesa ao lado onde havia um porta-retrato. Posicionou-o para vê-lo melhor.
— Foto da família?
— Sim. Nós quatro na casa da praia, quando eu e meu irmão ainda éramos solteiros.
— Você é casada?
— Já fui. Não sou mais.
Margarida voltou da cozinha, serviu o chá para Daniel e olhou para Ervin, que estava meio acordado. Foi até ele e lhe estendeu a mão. Ervin se levantou sem resistência e a acompanhou.
— Vou levá-lo até o quarto, doutor. Dá licença.
— Sim, dona Margarida – respondeu ele. — Não se preocupe, já estou indo.
Margarida lançou um olhar para Natasha e sem dizer nada se retirou com o marido.
Assim que Daniel terminou o chá, levantou-se e disse:
— Preciso rever seu pai esta semana.
— Ele pode se recusar a ir ao consultório – disse ela com a voz desanimada pela preocupação.
— Eu venho se for preciso – afirmou ele.
Daniel saiu daquela casa com a sensação de que em alguns momentos seu drama escaparia de dentro de si, expondo seu abalo emocional diante do Alzheimer, embora tivesse a convicção de que não transparecera qualquer emoção maior, possibilitando-lhe ser apenas o médico que cuidava de mais um paciente. Esse conflito, porém, tornou-se um dilema. Tinha que recomendar um colega para cuidar do professor, mas ao mesmo tempo, sentia algo que o impulsionava a ir fundo naquela história.

VI

Sentado na cadeira do consultório, Daniel olhava pela janela em um dos poucos momentos de quietude que tinha. O paciente havia cancelado a consulta na última hora, e sempre que acontecia algo assim, aproveitava para estudar pesquisas recentes ou rever alguns diagnósticos.

Mas naquele momento não fazia nem uma coisa nem outra. Pensava apenas em si.

Estava casado com a mesma mulher por quase 17 anos, tinha filhos com saúde crescendo bem e habitava um apartamento confortável conquistado com o esforço de muitos plantões.

Também tinha rotina. De certa maneira, a rotina lhe dava segurança e ele se considerava um homem sem tantos dilemas. É certo que lidava com casos psiquiátricos o dia inteiro, e os conflitos humanos, de toda espécie, eram-lhe bem conhecidos. Mas ele se resguardava em sua vida certeira, sem sobressaltos. E também sem grandes emoções.

Milene havia sido uma jovem interessante. Conheceram-se no interior: ele cursava o último ano de Medicina, e ela, recém-formada em Comunicação. Milene cultivava o sonho de vir a São Paulo trabalhar em uma produtora de documentários e filmes de curta-metragem. Daniel se mostrava entusiasmado com a proposta de Milene, a de uma realidade tão mais colorida do que as paredes de um hospital, despertando nele uma arrebatadora atração física e psíquica, sem qualquer pretensão maior. Milene teria sido só mais uma das suas muitas namoradas, a quem Daniel deixaria apenas suspiros saudosos, enquanto se embrenhava em nova aventura amorosa, não fosse a gravidez inesperada. Inesperada e incompreensível. Como ele, médico, escorregara assim? No entanto, casou-se com ela, assumiu o filho e a vida tomou outra direção. Uma direção até que bem cômoda. Primeiro veio Mateus, depois Felipe. E era Milene quem cuidava de todos.

Porém, aos poucos, Milene foi se tornando uma mulher controladora, cheia de mau humor. Culpava Daniel pelos momentos de ausência, mesmo quando o ofício de médico exigia. Fazia-o crer que não era nem pai, nem marido presente. Que afronta! Tão preocupado em dar o melhor para ela e para os filhos. Não se sentia compreendido. E todas essas acusações, por vezes caladas, saindo de seus olhares desconfiados e reprovadores como faíscas, levantavam a ferida anímica que o atordoava quase inconscientemente desde muito pequeno. Sim, desde a infância, quando o pai se ausentou por completo, embora Daniel não se lembrasse exatamente do momento.

Talvez, Milene não tivesse consciência do mal-estar que lhe causava, mas o fato é que dores antigas, ainda não sanadas, surgiam como sombras a conturbar o presente.

Passadas algumas semanas, Daniel voltou à casa de Ervin, e dessa vez, como convidado para o jantar. Chegando lá, dona Margarida abriu o portão, cumprimentaram-se e ela disse que também viria o doutor Lamartine.

— Que ótimo – respondeu Daniel empolgado em rever o antigo professor com quem mantinha um relacionamento profissional de confiança. Doutor Lamartine era clínico geral e lhe encaminhava alguns casos em psiquiatria, e ele, Daniel, tinha-o como referência, desde que se formara. Um verdadeiro cientista.

Entraram na sala. Daniel avistou Natasha sentada ao lado do pai, segurando um álbum de fotografias. A capa cor vinho estava aberta e, mesmo à distância, percebiam-se as imagens dispostas de forma simétrica. Ervin olhava para o álbum sem qualquer expressão que mostrasse alguma familiaridade e nem se moveu quando Margarida anunciou a chegada do médico.

Natasha, por sua vez, levantou-se e o cumprimentou. Daniel se aproximou de Ervin e, estendendo-lhe a mão, disse:

— Como vai, professor?

— Estou vendo... Quer ver?

— Sim, claro – disse Daniel acomodando-se na poltrona ao lado.

O álbum parecia ainda novo, não exibia uma cor desbotada, tampouco apresentava os pequenos danos que acometem as coisas velhas; era provável que Natasha tivesse ajudado a mãe a organizar fotos antigas, daquelas que permanecem décadas esquecidas em uma caixa já cheia de pó, e agora, bem dispostas em um álbum moderno, tornavam-se o passatempo da família.

Margarida deu um leve suspiro. Sua feição se tornou mais doce, uma esperança despontou em seus olhos.

— Sabe, doutor, às vezes ele tem mais memória do que eu. Recorda-se de acontecimentos antigos. Ele se lembrou do nascimento de Natasha. Estava chovendo, eram seis horas da tarde, saímos correndo para a maternidade, só no caminho percebeu que tinha esquecido a carteira em casa. Imagine você, Ervin sempre foi tão controlado com as coisas, jamais esquecia nada, muito menos a carteira. Tivemos que voltar... E no caminho ainda deixamos Alberto com a avó – disse ela pensativa. — Nunca vi Ervin tão atabalhoado – riu e olhou para Natasha. — Sempre teve xodó pela filha.

Daniel se virou para Natasha, que ouvia em silêncio o saudosismo de sua mãe.

— Depois os filhos crescem – continuou Margarida. — Cada um conduz a vida do jeito que acha melhor. Não adiantam palpites, eles não ouvem. Alberto é hoje advogado, casou-se bem. Trabalha no Canadá, onde fez especialização em comércio exterior. Tenho duas netinhas, doutor, que falam melhor inglês do que português.

— Parabéns, dona Margarida.

— São minhas... também – interferiu Ervin. — Estão lá fora brincando de... de quê, Margarida?

Margarida não o contrariava desde que Daniel lhe dissera que o doente de Alzheimer sente a negação como uma ameaça. Como se o mundo inteiro estivesse em oposição. Assim, ela respondeu:

— Sim, Ervin, estão brincando.

Em seguida, Margarida pediu a Natasha que fosse buscar o aperitivo. Atendendo à mãe, ela saiu. Daniel notou que suas pernas não tomavam sol há algum tempo, mas eram finas, bem torneadas, e se sobressaíam no vestido alaranjado que tocava os joelhos.

— Mas Natasha – continuou Margarida num tom de desabafo. — Pobre menina. Casou mal – disse olhando em direção à porta da cozinha como se quisesse controlar a volta da filha.

— Mal? – espantou-se Daniel.

— Não era um homem muito correto nos seus negócios – disse quase num sussurro. — E ainda tinha algumas amantes por aí.

Daniel permaneceu calado. Olhou para baixo, o tapete tinha formas geométricas em cores verdes e era a primeira vez que o notava. Aquela revelação lhe causava perplexidade.

— Minha filha é uma mulher delicada, inteligente, ele não servia para ela. Um grosso. Desde o namoro eu avisei, eu disse, "minha filha, esse homem não combina com você". Sem romantismo, sem ideais. Só pensava em ganhar dinheiro passando os outros para trás. E gastava na farra com mulheres. Mas ela não enxergava esse lado, e acreditava nas balelas que ele contava. Fazia discurso culto, a hipnotizava com tanta sedução. E dava joias maravilhosas. Sempre desconfiei de homem que dá joias demais para a mulher.

— É inútil querer abrir os olhos dos outros, dona Margarida, afinal só se vê a verdade quando se está pronto para vê-la, e não adianta que alguém tente mostrá-la antes.

— É, o amor cega. Ditado que anda na boca do povo e é a mais pura verdade. Sabe, doutor – continuou Margarida lançando alguns olhares para a porta da cozinha –, enquanto ele fazia seus trambiques, ela estudava, estudava. Fez especialização, dedicou-se a um trabalho voluntário com mulheres que sofrem agressões físicas e morais e atendia no consultório. E ele a incentivava e a mantinha bem ocupada para não prestar atenção na vida paralela que ele levava.

— Vida paralela... Difícil para alguém como a sua filha descobrir que vive uma mentira. Parece uma pessoa... assim, cheia de ideais.

Dona Margarida o olhou e Daniel sentiu que ela se dava conta de algo diferente nele.

— O doutor também parece ter grandes ideais – disse observando-o. — Mas a minha filha precisa de um homem íntegro e livre.

Daniel não compreendeu por que dona Margarida parecia insinuar certas coisas. Não, não insinuava nada. Ele é que se sentia culpado por tê-la vislumbrado como algo mais do que a filha de um paciente, e, por isso, punha coisas na cabeça. E para mudar de assunto, disse:

— Penso que o mundo pode melhorar se doamos um pouco das nossas capacidades. Na verdade, não faço grandes coisas, pelo menos não tudo o que eu gostaria. Até porque me falta tempo.

Nesse momento, Natasha entrou na sala com a bandeja e dispôs a cesta com torradas e alguns patês sobre a mesa, inclinando o corpo para frente. Daniel notou o colo claro e os seios que se delineavam por dentro do vestido. Desviou o olhar.

— O que o doutor faz para melhorar o mundo? - perguntou Natasha, o que mostrou que ela escutara sua última fala.

— Eu? Nada demais - disse rindo. — Trabalho uma vez por semana na clínica psiquiátrica que mantenho com outros médicos para atender pessoas que não podem pagar o tratamento. São dependentes químicos.

— Casos complicados, então. Depender de uma substância é não ter mais o controle de sua própria vida - concluiu ela.

Margarida se serviu de uma torrada e disse:

— Se não existissem essas drogas, as pessoas seriam mais saudáveis. No meu tempo não era assim tão descarado.

Daniel se ajeitou na poltrona.

— Não é a existência das substâncias que causa dependência, mas a pergunta que a pessoa carrega e não encontra resposta. Existem pessoas que nunca serão dependentes, podem prová-las, consumi-las por certo tempo, mas será uma experiência passageira. O que nos preocupa são as pessoas que veem as drogas como um consolo.

— Pois é, doutor Daniel - interrompeu Natasha -, o que vejo é que, nesses casos, o desespero fica anestesiado.

— Porque a resposta encontrada é uma ilusão. A sensação de ter encontrado a resposta passa depois de um período de tempo, que depende do ciclo da substância. Depois vem uma nova necessidade - completou ele balançando de leve a cabeça para frente e para trás. — Um ciclo que não acaba sem a ajuda médica e terapêutica.

Ela o olhou com mais atenção e Daniel teve certeza de que naquele momento lhe despertou algum interesse maior. Ou pelo menos diferente, até que Ervin murmurou:

— A paixão é a pior droga! - resmungou Ervin com palavras quase inaudíveis.

— O que o senhor disse, pai?

Margarida largou a torrada em cima da mesa e foi para a cozinha. Daniel se intrigou com a atitude de Margarida. Pareceu irritada. Será que haveria alguma história oculta? E antes mesmo que pudesse perguntar algo, a campainha tocou.

Natasha correu para o portão e Daniel aproveitou para se aproximar de Ervin. Este juntou as mãos, entrelaçou os próprios dedos e fitou o médico.

— Não se apaixone, meu filho, jamais.

Daniel notou que Ervin vivia um lampejo de lucidez.

— Não corro esse risco, professor, já passei desta fase.

Ervin o olhou apertando os lábios e depois disse:

— Paixão... prisão, doença. É cair do céu ao inferno.

Após alguns minutos, doutor Lamartine entrou seguido por Natasha, que segurava uma caixa de bombons. Olhou para Ervin. Caminhou em sua direção e lhe estendeu a mão num gesto que Ervin correspondeu sem qualquer entusiasmo.

— Boa noite, caro amigo!

Ervin começou a olhá-lo com mais interesse, como se saísse de um estado de alienação, e perguntou:

— Como está... - estalou os dedos da mão direita como se pudesse pegar uma palavra pairando no ar. — Como está Dulce?

Margarida e Lamartine se olharam em silêncio. Natasha colocou o álbum sobre a mesa enquanto Daniel esperava apreensivo pela resposta de Lamartine.

— Ela está bem - respondeu Lamartine com o semblante sério.

— Ah, que... bom! Mande-lhe nossa... estima - disse, usando uma dicção pouco articulada.

Lamartine se acomodou no sofá e, percebendo que havia outros álbuns sobre a mesa, afirmou:

— Que família não guarda seu passado em álbuns empilhados num armário!

— Nos álbuns só estão os momentos bons – disse Margarida.
— Por isso dá tanto prazer olhar. – E, voltando-se para Daniel, perguntou: — Você tem recordações de família, doutor Daniel?

Daniel observava Natasha na cadeira que trouxe da sala de jantar e que agora ocupava um lugar ao lado da poltrona do pai. Ambos estavam diante da mesa de centro, quadrada, onde se via a pilha de álbuns entre alguns objetos de decoração.

— Claro que sim – respondeu ele tocando de leve a medalhinha que escondia atrás do colarinho. — Guardo com muito cuidado as fotografias da minha infância, que não são muitas.

— Quando decidiu ser médico? – perguntou Margarida.

Daniel se sentiu incomodado, não estava preparado para falar de sua vida.

— Tinha 13 anos. Mas não me lembro do exato momento em que me decidi. Só sei que desde cedo tinha fascínio pelo corpo humano – respondeu sem mencionar que tinha sido a doença da avó a real motivação para a Medicina.

— Quem nasceu para a Medicina jamais tem dúvidas – interferiu Lamartine. — Eu me lembro do dia em que tentei socorrer uma colega de classe no ginásio, ela tinha sofrido um desmaio. Os adultos me afastaram e a levaram para o ambulatório, e aquilo me causou uma grande revolta. Eu queria acompanhá-la e não pude. Então, naquele momento, decidi que um dia teria autoridade para tratar de alguém.

— Que história! – exclamou Natasha.

— Pois, minha filha – disse ele, mostrando ter intimidade com a família –, há sempre algo em nossa vida que nos acorda para a missão de curar. Pois ser médico é ser um missionário. É um verdadeiro sacerdócio, não é, Daniel?

— Com certeza.

— E, além disso – continuou Lamartine –, a Medicina nos impõe o mais alto dos sacrifícios.

Todos aguardavam que ele prosseguisse, exceto Ervin, que parecia mergulhado num dos álbuns de fotografias.

— O sacrifício de não sucumbir jamais e se manter sempre íntegro e ético.

— Um homem em quem se pode confiar a saúde, só pode ser de valor – completou Margarida.

Lamartine coçou o pescoço, olhou para Daniel e depois para Margarida.

— Nem todos são assim, a vida tem seus deslizes. Mas quem quer se dedicar à Medicina deve renunciar aos seus anseios pessoais – disse dando uma pausa para uma longa respiração. — Posso dizer que, após anos de prática, penso que ser médico é renunciar antes de tudo a si mesmo – e virando-se para Daniel, perguntou:
— Você não acha?

Daniel tossiu duas vezes para tirar o desconforto que percebeu na garganta.

— Sim, acho – disse ele olhando para o tapete.

Daniel se viu refém de um grande incômodo. O incômodo dos mentirosos eventuais; não aqueles que convictamente invertiam a verdade com a intenção de manipular situações, porque esses, por certo, não sentiam incômodo algum, mas os que eram tomados de surpresa pelo impulso de não revelar seus conflitos, num ato de defesa ou de autopreservação. Ele, no entanto, dividia-se entre a postura médica e os pensamentos que lhe tiravam o equilíbrio, e o resultado de toda essa confusão interna foi afirmar o que de fato pensava, mas não sentia; o que resultava, sem dúvida alguma, numa mentira.

De repente, Ervin atirou o álbum sobre a mesa e se levantou da poltrona.

— Estou com fome – gritou, pronunciando em seguida algumas palavras desagradáveis à sua mulher.

Todos se levantaram quase ao mesmo tempo. A ira de Ervin invadiu a atmosfera. Daniel viu Natasha tentar segurar a mão do pai, que a afastou num gesto brusco, quase violento. Lamartine tirou os óculos e esfregou os olhos e Margarida lançou um olhar de socorro para os médicos, com uma respiração ofegante que não a deixava esconder seu grande cansaço.

— Estou com fome! – gritou Ervin mais uma vez.

Margarida deve ter desconfiado que aquela reação de seu marido poderia ser alguma necessidade fisiológica urgente, pois pediu licença e foi com Ervin para a parte íntima da casa.

Passados alguns minutos, Margarida entrou na sala conduzindo Ervin e chamou os convidados para se sentarem à mesa de jantar. Ervin na cabeceira, Margarida à sua esquerda, Lamartine ao seu lado direito, e Natasha, próxima ao velho amigo da família, fitava Daniel.

Depois que todos se serviram, Lamartine exclamou:

— Como nos velhos tempos, Ervin! Quantas histórias não ouvi nesta casa, sentado neste mesmo lugar. Você me contava dos congressos, das pesquisas literárias e de tantas curiosidades acerca dos escritores. A vida pessoal é sempre mais interessante do que a imagem pública, e você tinha assuntos incríveis para um homem como eu, metido num hospital o dia inteiro.

Lamartine parecia querer descontrair a seriedade do ambiente e, quem sabe, ter por um instante de lucidez seu velho amigo de volta, culto, amante das belas artes e conhecedor dos bons vinhos; tentava, quase por um milagre, ter o Ervin que conhecera há mais de 30 anos, mas que, naquele momento, desaparecia por trás de uma expressão apática.

— Lembro-me dos nossos jantares, quando ainda tínhamos os cabelos escuros. E veja agora, estão bem brancos. O tempo passa, meu amigo, passa e nos consome – continuou Lamartine. — E a nossa viagem para a Europa? Fomos de navio, voltamos de avião. Bons tempos! Você amava Paris, meu caro.

Margarida, que ajudava o marido a comer, largou os talheres de súbito e tomou um gole de vinho. Natasha olhou para a mãe, que tinha os olhos arregalados, como se esperasse alguma reação, enquanto Ervin parecia alheio a tudo. Suas mãos trêmulas já não possuíam a mesma destreza e com dificuldade conseguia manusear os talheres.

Daniel desviou sua atenção para Natasha, mas logo tratou de se concentrar no risoto de aspargos. Não queria fantasias fora de hora, tinha que despistar pensamentos inadequados que lhe subiam à cabeça. Olhou para dona Margarida. Já com uma idade avançada, era claro que não poderia assumir de maneira heroica todos os cuidados de seu marido. Margarida não contava com uma enfermeira, e já se podia ver nas expressões daquela senhora claros sinais de esgotamento físico e emocional, pois, além das alterações de humor e das crises violentas, Margarida demonstrava constante preocupação com a segurança do marido. A experiência de médico confirmava o quanto era difícil para um familiar entregar o doente a outras mãos sem, por isso, carregar uma culpa descabida. Tinha que conversar com a filha.

Conversar com Natasha. Um calor repentino lhe subiu pelo corpo. Imaginava como seria estar com ela sem os olhares de dona Margarida, os comentários de Lamartine e as atitudes súbitas de Ervin.

Como seria?

— Está distante, doutor Daniel – disse Natasha. — Em que pensa? – perguntou em baixo som, enquanto Margarida e Lamartine rememoravam episódios do passado.

Daniel sorriu. Uma mulher jamais deveria perguntar a um homem em que ele pensa.

— Penso que sua mãe precisa de ajuda, senão, vai adoecer.

Natasha pareceu contrariada, pois se já era tão difícil lidar com a demência do pai, ainda tinha de ouvir o doutor dizer que teria problemas com sua mãe?

— Não gosto de pensar de forma negativa. Achar que não damos conta das situações – disse ela, confirmando os pressupostos de Daniel. — Minha mãe é forte, muito forte. E temos a empregada que nos ajuda.

— Ver a realidade não é pensar negativamente. Cuidar de um doente de Alzheimer causa um grande desgaste físico e emocional, Natasha. A pessoa renuncia à própria vida, é um ato de bondade extrema, eu compreendo isso, mas é preciso saber a dose certa. E sua mãe precisa da ajuda de um profissional de saúde que saiba como lidar com a doença.

— E o que você quer que eu faça? – perguntou Natasha em voz baixa. — Ela jamais aceitaria, conheço minha mãe. Nem meu pai vai querer a presença de uma pessoa estranha.

Daniel olhou de relance para Margarida e Lamartine, que se serviam de vinho.

— Precisamos conversar melhor sobre isso – sugeriu Daniel, percebendo-se mais ansioso do que de hábito.

— Sim, precisamos – confirmou Natasha.

— Sua mãe pode ter grande resistência em aceitar ajuda externa. Primeiro nós conversamos, depois veremos a melhor maneira de abordar esse assunto com ela. Também quero lhe explicar sobre as terapias não medicamentosas muito importantes para retardar o avanço da doença – justificou Daniel.

Natasha esboçou um sorriso tímido.

— Então, marco a conversa com a sua secretária – afirmou ela levando o copo de água aos lábios.

— Ligue diretamente para mim amanhã, pois estou com a agenda lotada e vou ter que abrir um horário.

— A que horas eu ligo?

— Melhor à noite, quando já terminei as consultas. Pode ser a qualquer hora, costumo dormir tarde.

Terminado o jantar, Margarida foi para a cozinha e os outros voltaram à sala de visitas. Lamartine sugeriu findar a noite ao som de uma sinfonia de Mozart. Natasha procurou o CD entre os objetos de seu pai e o colocou para tocar, enquanto Lamartine e Daniel se sentaram no sofá.

Acomodado na poltrona, Ervin inclinou o tronco para frente. Olhou para a filha como uma criança encantada diante de um mundo feito de mágicas. A música resgatava algo do antigo Ervin, do verdadeiro, do Ervin de sempre, professor letrado, de fala articulada, inteligente, capaz de iluminar até as mentes mais restritas. Natasha, ainda próxima ao móvel onde ficava o aparelho de som, tinha os lábios entreabertos e estampava certa surpresa ao ver aquele lampejo de alegria do pai.

A sinfonia se esparramou pelo ambiente. Ervin começou a mexer suas mãos, em gestos de maestro, imitando, talvez, alguém a quem já tivesse assistido. Margarida parou no vão de entrada que dividia o *hall* e a sala de visitas e esticou o pescoço, próprio de quem está curioso quando algo diferente acontece, ainda segurando uma travessa que deveria estar levando para a cozinha. Permaneceu em pé, observando o marido. Ervin começou a cantar, num *trá-lá-lá* que acompanhava os instrumentos da sinfonia.

Daniel fechou os olhos. Uma sinfonia, um mar sonoro capaz de levar a alma a superar qualquer angústia humana. Qualquer desejo infundado. Qualquer coisa.

Ao fim da sinfonia, Natasha desligou o aparelho. A sala ainda mantinha um ar envolvente, como se uma onda sonora inaudível se perpetuasse. Ervin demonstrava bem-estar e, olhando para o amigo, disse:

— Boa música... Já fui ao concerto, sabe? Quando... quando mesmo?

Lamartine se levantou para se despedir e respondeu:

— Meu amigo, gosto de vê-lo assim, feliz.

— A música nos faz dançar por dentro – disse Ervin retomando sua arte poética.

Daniel foi até Ervin e lhe apertou a mão com firmeza. Deu um beijo em Natasha e outro em Margarida e seguiu Lamartine até o portão.

Feliz com a harmonia do fim da noite, Daniel entrou no carro com a sinfonia ressoando em sua cabeça. De repente, começou a cantarolar.

E mexeu as mãos no ar, como um maestro.

Ao chegar em casa, todos dormiam. Daniel entrou tentando fazer o menor barulho possível. Não queria acordar os meninos, e muito menos Milene, que o encheria de perguntas. A luz do *hall* de entrada estava acesa, o que não era hábito. Talvez Milene tivesse deixado assim mesmo para que ele não chegasse na escuridão.

Daniel trocou-se no *closet* e se deitou ao lado da mulher. Ela estava de costas para ele e, apesar do frescor da noite, Milene usava uma camisola fina, cuja alça caía-lhe do ombro. Daniel a cobriu com delicadeza e virou o rosto em direção ao teto. A música do fim da noite ainda soava em seus ouvidos e a imagem de Natasha fazia-se intensa. Excitou-se. *Que droga!* – pensou. Olhou para Milene, podia acordá-la para uma noite de amor. Não, não podia. Era melhor deixá-la dormir. Ele que resolvesse seus problemas sozinho.

De repente, tomado de surpresa, Daniel sentiu Milene jogar-se em cima dele e lhe dar um beijo na boca. Daniel correspondeu

com desembaraço e, logo, fervia-lhe uma vontade de sexo. Tirou a medalha do pescoço, deixando-a na mesa de cabeceira e envolveu o corpo de sua mulher. Em poucos minutos, Daniel caiu estarrecido na cama, sentindo a mão de Milene entrelaçada à sua, o coração ofegante. Ia se virar para dormir, mas a voz de Milene quebrou o silêncio no escuro do quarto.
— Como foi o jantar?
— Foi bom, no final foi bom.
— Só no final?
Daniel suspirou. Estava cansado.
— Meu paciente gostou da sinfonia de Mozart.
— Quem estava lá?
— Ah, Milene, amanhã, conversamos.
— Por que não quer me dizer agora?
Daniel suspirou mais uma vez, como se lançasse no ar a última gota de paciência.
— A mulher de Ervin, Lamartine e a filha.
— Filha?
— Sim, filha.
— Quantos anos ela tem?
— Sei lá, Milene, só sei que é adulta.
— Hum... É bonita?
— Não reparei.
— Jantou lá e não olhou na cara dela?
— Estou cansado, Milene.
— Você está esquisito, Daniel. O que aconteceu?
— Nada fora do esperado. Meu paciente já está com a doença em um estado intermediário. Começa a ficar difícil para a família. Mas a música fez tão bem para ele! Saí de lá emocionado.
— Hum...
— Boa noite, Milene – disse dando-lhe um beijo na testa. — Estou exausto.
— Exausto de mim, então. Até esqueceu...
— Esqueci o quê?
— Sabe que dia é hoje? – perguntou ela em tom de indignação.
— Hoje? Dia... Ah, minha cabeça não funciona mais.

— Vinte de maio. Isso diz alguma coisa para você?

Daniel deu um salto no colchão com o corpo todo, virando-se para Milene.

— Claro que diz – enlaçou sua coxa na dela e puxou-a para si.

— Dezessete anos que eu te aturo, *doutor* Daniel. E você nem se lembrou.

Como poderia ter esquecido aquele dia? Daniel sentiu-se arrasado, não queria magoar Milene daquela maneira. Sentou-se na cama, acendeu o abajur e viu Milene com lágrimas nos cantos dos olhos. Ele tocou os cabelos da mulher e a beijou novamente na testa, nos olhos, nos lábios.

— Desculpe-me, Milene. Não tenho passado bem esses dias.

— Você esqueceu o que nunca esquece.

Daniel passou a mão pela testa, como se quisesse tempo para achar alguma resposta.

— Esse Alzheimer me pega. Foi muito difícil na minha infância, você não tem ideia.

— Encaminhe o caso para outro médico, então. Para que tanto transtorno? O Ferrara, por exemplo. Ótimo neurologista. Mande para ele, Daniel.

— Não posso mais.

— Por que não pode?

Não sabia o que dizer. Por que não encaminhava Ervin para outro médico? Era algo muito simples. Muito óbvio, principalmente na cabeça de Milene.

— Gosto dele, sabe?

— De quem?

— Do meu paciente. De vez em quando está lúcido, e se mostra um homem muito culto. Acho que isso me prende, mesmo que eu tenha que olhar para o Alzheimer.

Daniel sentia-se enrolado, não conseguia argumentar claramente nem consigo mesmo.

— Você já devia ter superado isso – disse Milene, demostrando impaciência. — Você é médico e médicos não podem se envolver com os pacientes, ora. Senão, é você que vai ficar louco.

— Eu sei, eu sei... Mas não é tão simples assim.

Daniel colocou uma das mãos entre as coxas da esposa, revelando a nudez que a camisola, arregaçada até a cintura, deixava escapar. E encostou os lábios em seu pescoço que cheirava a banho. Ela ia amolecer o discurso, com certeza. E com a boca próxima ao seu ouvido, sussurrou:
— Amanhã a gente sai.
— Ah, é? O que o doutor está planejando? – perguntou ela acariciando seu peito nu.
— Tudo.
— Tudo? – repetiu ela rindo.
Sem responder, deu-lhe um beijo intenso na boca e deslizou a mão naquele corpo conhecido, sem mais segredos. Começou a planejar tudo o que já deveria ter feito naquela noite em vez de ir à casa de Ervin. O que deveria ter feito como marido e não o fizera porque era um verdadeiro idiota. Virou-se para o outro lado. Milene não merecia descaso, era a mulher com quem estava casado, mãe de seus dois filhos e a quem prometera amar e respeitar pelo resto da vida.
Mas a manhã veio subitamente.
Daniel acordou e viu os pensamentos da noite anterior ressurgirem após uma noite bem dormida. Pensou em como Milene se doava para ele naqueles momentos íntimos, apesar dos repentinos e crescentes acessos de mau humor. Estranhamente, Milene demonstrava uma irritabilidade maior desde que ele sucumbira em pensamento a um interesse particular pela filha do paciente. As mulheres adivinhavam o que não era visto, nem dito.
Era certo que Natasha seduziu Daniel sem palavras deliberadas, sem gestos insinuantes; seduziu-o sem nem mesmo saber, apenas com a presença corpórea, e desafiou o homem íntegro ao lhe instigar fantasias extraconjugais. E, consciente de suas fraquezas, por oscilar entre a fidelidade e o risco da traição, Daniel lutava para controlar seus próprios desejos. Afinal, era um homem casado e não poderia se deixar levar pelo sabor dos impulsos.
Ainda deitado na cama, virou-se. Parte da coberta jogada para o seu lado deixava à mostra o lençol de baixo meio amarrotado, revelando que o dia já tinha começado para Milene. Puxou o tra-

vesseiro ainda amassado para perto de seu rosto. Inspirou fundo. Conhecia bem aquele perfume que misturava o cheiro do seu corpo feminino às essências que ela costumava usar. Daniel largou o travesseiro e se sentou na cama. Parecia um tolo extasiado em suas fantasias, esquecendo-se da realidade. Nunca imaginou que deixaria Milene sozinha no aniversário de casamento. Nunca. A mulher que garantia o funcionamento da casa, a vida dos filhos e até mesmo a sua própria vida. Ela, que dava início a inúmeros afazeres tão cedo pela manhã, e o primeiro deles, como sempre, era tratar de encaminhar seus filhos para a escola.

Daniel se levantou.

O cheiro do café e do pão torrado invadia corredor adentro e, embora a casa estivesse em silêncio, guardava os vestígios da agitação da noite anterior. Mateus sempre tranquilo e com o material em desordem, Felipe sem vontade de comer e Milene, nervosa por um possível atraso, pronunciava o discurso, que ele, Daniel, sem estar lá, bem poderia reproduzir.

Minutos mais tarde, após tomar o banho e se vestir, Daniel sentou-se na copa para comer as frutas preparadas por Milene. No espaldar da cadeira em frente à sua, havia o casaco de lã fina que ela usava para se proteger do ar frio da manhã. Teria esquecido na correria ou levara algum outro? Daniel se sentia responsável por Milene, pela sua felicidade, pelo seu bem-estar, e uma ligeira culpa lhe bateu no coração. Era um canalha. Caía diante do corpo e não tinha forças para recuar. Um canalha mesmo, pois o que almejava era possuir outra mulher, fosse por um momento sequer e de tamanha intensidade, que traria trégua àqueles desejos ocultos.

Vívido em suas aventuras internas, Daniel terminou o café, pegou seu *notebook*, a maleta de urgências médicas e saiu. Já no consultório, aproveitou os pequenos minutos que separavam uma consulta de outra para verificar se havia ligações de Natasha no celular, mas eram sempre outras chamadas. Passado o dia, Daniel se colocou a caminho de casa para cumprir o que prometera a Milene.

Daniel reservou um jantar a dois em um restaurante francês, um dos mais caros da cidade. Tinha que compensar o deslize da noite passada de alguma maneira, e Milene, por mais prática que fosse, gostava de distinção. Imaginava-a no jantar usando um de seus vestidos justos no peito e rodados da cintura para baixo, que como ela mesma dizia, disfarçavam seus quadris. Milene não tinha mais a cintura tão fina como antes do nascimento de Mateus, no entanto, conservava suas pernas firmes com muita ginástica e orgulhava-se dos seios bem delineados que chamavam a atenção mesmo por trás da roupa. Seus cabelos, quase sempre lisos e tingidos de um tom castanho alourado, davam-lhe um aspecto bem cuidado, e naquela noite usaria o perfume que ele mais gostava, com certeza.

No início da noite, Daniel chegou em casa e não encontrou Milene. Seus filhos estavam na sala de tevê, Mateus no computador, enquanto Felipe assistia a algum programa. Deixou a maleta no sofá, beijou os meninos na testa e perguntou onde estava a mãe.

— Saiu – disse Mateus sem desviar os olhos da tela.

Daniel permaneceu em pé e olhou para os lados como se tivesse um ponto de interrogação estampado no rosto. Milene nunca se ausentava àquela hora, e muito menos na sexta-feira em que teriam uma comemoração especial. Intrigado com a situação, perguntou:

— Onde ela foi? Ela não disse nada para vocês?

— Foi numa coisa aqui no prédio, não sei, pai – respondeu Felipe.

— Ah, deve ser o chá de bebê da moça que mora aqui no segundo andar – concluiu Daniel, lembrando-se de que em algum momento ela lhe falara desse evento. — Mas é hoje? – quis saber, sem resposta alguma de seus filhos, que continuavam entretidos com outras coisas.

Daniel foi para o banho sentindo-se desconcertado. Imaginou que Milene já estivesse pronta à sua espera, afinal, avisara-a da reserva no restaurante ainda de tarde. As mulheres tinham certos caprichos estranhos. Talvez estivesse magoada pelo esquecimento de ontem, e com razão. Não poderia ter aceitado o convite para jantar na casa do paciente, justo naquele dia, e ainda com todos os agravantes emocionais que o complicavam cada vez mais.

Vestiu-se bem. Com a barba feita, os cabelos penteados e um toque do perfume masculino de *Giorgio Armani*, pôs-se na sala de estar à espera de sua mulher. Já eram quase oito horas da noite, e, nervoso, olhou para o relógio diversas vezes, até que ouviu a chave girar na fechadura. Assim que entrou, Milene colocou a bolsa na poltrona e deixou um pacotinho envolvido em tule branco sobre a mesa de centro.

— Ganhei, são balas de amêndoas. Você quer? – perguntou, virando-se para o marido.

— Puxa, Milene, que demora! – disse ele não dando importância à sua pergunta. — A gente vai perder a hora do jantar. Por que demorou tanto?

Ela parecia despreocupada e sem se incomodar com a impaciência do marido, respondeu:

— Tudo bem, vou me arrumar. A gente sai num minuto, ok? – garantiu dando-lhe um beijo nos lábios.

Daniel permaneceu na sala. Pegou o celular mais uma vez. Nenhuma ligação. Guardou o aparelho no bolso e começou a ler uma parte do jornal que estava sobre a mesa.

Dali a meia hora, Milene voltou perfumada, vestindo pantalonas de tecido mole que deixava à vista as saliências de suas pernas e sandálias altas que lhe davam um ar sedutor, além da bata rendada no decote, romântica, tudo muito propício para aquela noite. Só Daniel não se sentia muito entusiasmado. Estava cansado, mas mesmo assim exclamou:

— Uau! Agora, sim... Você está fascinante.

Sorrindo, ela deu meia volta, como se desfilasse para ele. Ele a tomou pela cintura e foram à sala de tevê se despedir dos meninos.

O restaurante ficava em um bairro nobre da cidade, em uma região de intensa vida noturna. Milene se sentou em frente a Daniel e logo o *maître* se aproximou com sugestões de pratos cuja escolha não era nada fácil. Daniel pediu vinho, provou e somente depois Milene foi servida.

Durante o jantar, conversaram sobre os meninos, lembraram--se de viagens, fizeram alguns planos para o futuro. Milene tinha especial bom humor naquela noite. E particular beleza, também.

Em um determinado momento, Daniel tocou as mãos suaves de sua esposa. Seus olhos amendoados sobressaíam-se na luz tênue da vela posta em um castiçal de cristal, no centro da pequena mesa quadrada. Naquele momento, pensou no que aconteceria depois do jantar. Voltariam para casa? Não, talvez não fosse o local mais apropriado para terminar a noite, os meninos poderiam acordar e estragar tudo. Milene dançava espetacularmente bem, sabia ser sensual quando queria, mas em casa não dava, os meninos podiam ouvir tudo.

— O que você está pensando, Daniel?
— Penso em você. Lembro-me das vezes que você dançou para mim, tinha um véu rosa escuro. Nunca esqueci.
— Eu fazia aulas de dança para não te perder.
— Que besteira, Milene. Por que tanta insegurança?
— Porque você é maravilhoso, Daniel, só por isso. Quem tem você uma vez, quer ter pela vida toda.

Daniel fez um carinho na sua mão.
— Isso vale para você, que é uma mulher intensa, Milene.
— E para todas as outras que ficaram lá atrás suspirando por você.

Daniel riu e logo ficou sério.
— Você nunca mais dançou para mim.
— Não tem clima, você sabe.
— Nem hoje?

Ela pegou a taça de vinho e levou aos lábios ainda brilhantes de batom, sem tirar os olhos dele. Deu um gole e disse:
— Faz tempo que não vejo você assim.
— Assim como?
— Doido - respondeu com um riso espontâneo. — Ou... romântico - completou. — Parece até apaixonado, Daniel, e espero que seja por mim!

Daniel riu mais alto e se levantou dizendo que já voltava.

Foi até a rua. A entrada do restaurante estava movimentada com o abrir e fechar de portas de carros, pessoas, manobristas. Pegou o celular, entrou na internet e ligou para um dos melhores cinco estrelas da cidade. Em poucos minutos fez uma reserva especial, uma suíte de núpcias, a mais cara de todas, que tinha até pétalas de rosas na cama ou na banheira, não lembrava bem. Sabia apenas que escolhera a cor. Vermelhas. Bem vermelhas.

Guardou o celular no bolso e voltou para a mesa. Sem dizer nada a Milene, sentou-se e estendeu o braço para pedir a conta.

— Já? Nem vimos o cardápio das sobremesas – disse ela.

— Vamos comer em outro lugar – respondeu querendo deixá-la curiosa.

— Outro lugar? – repetiu ela arqueando as sobrancelhas.

Depois de pagar, Daniel levantou-se da cadeira e passou o braço pela cintura da esposa, conduzindo-a para fora do restaurante. Eram quase dez da noite. Tinham algumas horas ainda sem que ficasse muito tarde para voltarem para casa. Entraram no carro.

— Aonde você vai me levar, doutor Daniel?

Milene apenas o chamava de doutor em momentos de muita irritação ou sedução. Que bom que naquele momento era a segunda opção, cada vez mais rara.

— Você quer ir para onde? – perguntou ele aproximando seu rosto do dela para lhe beijar o pescoço.

Ela riu.

— Para casa que não pode ser – respondeu, lançando-lhe um olhar confiante.

Nesse momento o celular tocou.

Daniel manobrava o carro.

Milene atendeu.

— Sim, é o telefone do doutor Daniel – disse Milene.

Daniel percebeu que se tratava de algum paciente e aguardou.

— Quem? Filha de quem?

Daniel aguardou e dessa vez em sobressalto.

— Ah, sei... Mas ele está dirigindo. Não pode atender agora.

Daniel prestava atenção às palavras de Milene, tentando adivinhar o que dizia a pessoa do outro lado.

— É sim, é a esposa dele. É urgente?

Milene ouviu mais um pouco.

— Se é assim, melhor você ligar na segunda e marcar com a secretária.

Despediu-se e desligou o aparelho, largando-o de qualquer jeito no console do carro. Visivelmente irritada, olhou para o marido.

— Quem era? – perguntou ele tentando mostrar desinteresse pela situação.

— A filha do seu paciente. Como é mesmo o nome dela?

— Acho que é Natália.

— Não, não é Natália, é outro nome, é...

— Sei lá, Milene. Não me lembro. E que importa isso agora? – indignou-se, com a atenção fixa à sua frente. — Mas, o que ela queria? Algo urgente?

— Se fosse urgente eu passaria para você. Ou acha que posso ser médica porque há 17 anos transo com o "doutor"?

Daniel pôs a mão direita na perna de Milene.

— Uma ligação a essa hora só pode ser urgência.

— Mas não era, "doutor" Daniel. Vai ver ela cedeu aos seus encantos durante o jantar de ontem – disse em tom irônico.

Ele riu.

— Claro que não. Quase nem nos falamos, Milene.

— Então por que ligou a essa hora da noite? Você deve ter dado alguma deixa.

— Milene, sou médico, esqueceu?

— Ah, isso você não me faz esquecer nunca, mas pelo que ela disse, só queria marcar uma consulta, como vocês combinaram.

— Tem razão. Eu disse que ela podia tentar um encaixe para Ervin na próxima semana. Ela deve estar aflita.

— Está aflita com a consulta, só pode ser. Uma consultinha assim, à noite, num lugar tranquilo, quem sabe, hein, doutor Daniel? O que acha disso?

— Acho ótimo! – brincou ele. — E você, o que acha de uma consulta dessas agora?

— Seu idiota! – disse Milene rindo e puxando-o para si.

— Calma, Milene, estou dirigindo.

E dirigiu. Até o cinco estrelas.

VII

O quarto estava escuro.

O corpo pesava, as pálpebras se colavam nas retinas e Ervin não se levantou de imediato.

O quarto estava escuro. Ouviu o ronco de Margarida, olhou para o lado, em vão. Apoiou-se no colchão para erguer a coluna.

Boca seca. Queria água.

Tateou o criado-mudo. Precisava acender o abajur. Onde estava o fio? Bateu a mão num objeto que tombou fazendo barulho.

— O que aconteceu, Ervin?

Apenas podia ouvir sua voz. Permaneceu imóvel, sentado à beira da cama, sem se voltar para trás.

Silêncio. E mais uma vez o ronco de Margarida.

Olhou para o lado mais uma vez. Queria ver.

Levantou-se. Os pés tocaram o chão frio e molhado. Deslizou-os até encontrar os chinelos. Desceu as escadas, apoiando-se no corrimão e viu uma claridade que vinha da janela. Caminhou naquela direção e encostou a testa no vidro.

A luz acesa do jardim iluminava as folhagens. Sentiu o frio úmido gelar a pele. Afastou-se. Tinha fome, queria tomar café. Olhou para as escadas. Por que Margarida não descia?

Ao passar pelo *hall* de entrada, viu um envelope branco sobre o aparador. Pegou-o, olhou-o na frente e atrás, estava fechado. Lembrou-se de que tinha de ir ao correio.

Tentou abrir a porta.

Trancada.

A chave não se encontrava ali.

Ervin tentou abrir mais uma vez. Uma dor no peito o sufocava. Precisava sair. As mãos fechadas em punho, bateu com força, e mais força.

Até que ouviu a voz familiar.

– O que está acontecendo, Ervin?

Viu-a no alto da escada, de camisola.

— Preciso sair.
— A essa hora? Aonde você quer ir a essa hora?
Ervin mostrou a Margarida o envelope que segurava.
— Preciso ir ao correio.
— Que carta é essa? – quis saber Margarida, já mais próxima dele.
— É... – tentou encontrar palavras para dizer. Dizer o que mesmo? — É para... para o professor... professor Adamâncio... de Campinas.
Margarida estendeu a mão para pegar o envelope.
Ervin recuou.
— Deixa eu ver o que é – disse ela.
— Sai daqui! Quero sair!
— Calma, Ervin, calma.
— Por que não me deixa sair? Por que me trata assim, como criança? Eu sei o que faço. Sou dono da minha vida, entende?
— É muito cedo, Ervin. O correio não abriu ainda. Mais tarde vou com você, está bem?
— Vou sozinho! A chave, onde está a chave?
Sentiu a mão de Margarida em seu braço, querendo puxá-lo para longe da porta. Empurrou-a com força e a viu chorar.
— Por que você não percebe o que faz, Ervin? Você acorda de madrugada, quer sair e quase arromba a porta.
— Quero sair, sua cretina!
— Eu só quero o seu bem, Ervin. Imagina sair a essa hora por essas ruas, você pode ser assaltado, pode se perder, pode acontecer tanta coisa! Ah, meu Deus, o que eu faço? – disse, levando as mãos ao rosto.
Ervin olhou para o chão.
— Olha para mim, Ervin – disse ela.
Ervin queria falar.
— Marg...
Margarida sugeriu:
— Vamos dormir mais um pouco, Ervin. Depois você vai ao correio.
Ervin fitou Margarida. Os olhos tinham lágrimas. Logo voltou a olhar em direção ao chão.

— Olhe para mim, Ervin.

Ervin não disse nada. Sentiu o queixo cair e levou a mão ao rosto.

Ervin queria falar. O quê?

— Então vou com você – afirmou Margarida.

Ervin esboçou um sorriso.

— Venha se vestir – disse ela. — Não podemos sair assim, de pijama.

— Vou sozinho! Não quero você me vigiando.

Ervin tentou colocar o envelope no bolso da calça. Não havia bolso. Olhou para o envelope e em seguida para Margarida.

— Preciso sair!

— Sabe, Ervin, lembrei-me de que também preciso ir ao correio. Tenho uma carta para Teresa, lembra-se dela? Aquela nossa vizinha que se mudou para os Estados Unidos? Pois é, ela me escreveu e ontem eu lhe respondi. Preciso também ir ao correio. Você me acompanha? – Margarida lhe estendeu a mão e repetiu:

— Você me acompanha?

Ervin viu a aliança de casamento que já quase se fundia ao dedo da esposa. Deixou-se conduzir para o quarto e não se mexeu enquanto Margarida pegava as roupas. Ficou observando a esposa ajudá-lo a se vestir. O envelope branco balançava nas mãos de Ervin.

Logo depois desceram as escadas, ele podia ouvir os passos dos sapatos de Margarida a cada degrau. Podia ouvir sua respiração. Chegaram ao *hall*. Ela pegou a chave no bolso do seu casaco e abriu a porta.

— São vinte para as cinco. O sol nem nasceu. Você quer ir mesmo ao correio?

Ele queria falar.

Sentiu seu queixo cair e levou a mão ao rosto.

Foram à rua. Dobraram a esquina, a avenida já apresentava algum fluxo de veículos, mas não havia pedestres. Ele sentia pesar em seu braço o corpo quente e ofegante de Margarida. Ouviu um suspiro mais profundo.

Dobraram outra esquina. Andaram mais um pouco, até que percebeu que Margarida parou.

— Chegamos, Ervin. Aqui está o correio – disse ela apontando para uma porta de ferro abaixada.

Ervin olhou para a porta, examinando-a de cima a baixo. Queria ter certeza de que estava fechada. E, com a mão segurando o queixo, voltou-se para ela.

— Ué? – murmurou pensativo.

— É muito cedo ainda. Não acha melhor irmos para casa? Depois voltamos e você envia a carta, está bem?

Sentiu Margarida puxá-lo pela mão e sem resistência, Ervin deixou-se levar. Em silêncio, refizeram o percurso de volta para casa, pelas ruas que a luz do sol já começava a clarear.

— Aonde vamos? – perguntou Ervin.

— Para casa.

— Ah, sim.

Chegaram à avenida. O frio batia no rosto. Margarida puxou o cachecol para cima e sentiu um fio de lã lhe roçar o nariz. Aquilo fizera cócegas, passou a mão, quase espirrou. Andaram mais um pouco. Ervin notou a amoreira e a casa que lhe eram familiares.

Após alguns passos, ele quis saber:

— Aonde vamos?

— Para casa.

— Ah, sim.

Passaram pelo portão, subiram até o patamar da porta de entrada. Continuava escuro lá dentro. Margarida mexeu na bolsa, mexeu, remexeu. Por fim, tirou a chave e a colocou na fechadura.

Entraram. Ervin permaneceu no *hall*. Não tinha vontade de se mover.

— Aonde va... vamos? – perguntou.

— Vamos nos deitar, Ervin – disse, enquanto o ajudava a tirar o casaco.

— Ah, sim – respondeu ele.

Margarida o conduziu pela mão, enquanto ele tentava subir cada degrau sem ter de se apoiar nela. Soltava sua mão, mas a cada vez ela o apertava mais. Não era uma criança, não precisava de ajuda. Podia andar sozinho. Mas também não sabia por que subia as escadas se não queria se deitar.

VIII

Quase seis meses se passaram sem que Daniel tivesse notícias de Ervin. Depois da noite em que Milene atendera a ligação de Natasha num horário inoportuno, não soube mais nada do paciente. Teria mudado de médico? Provavelmente. O que sabia é que tinham marcado uma consulta, mas depois desmarcado. Melhor assim. De certa maneira, seu dilema estava resolvido e não teria mais que decidir se cuidaria ou não de Ervin de Apolinário. Não enfrentaria mais dores passadas e colocaria um fim naquela atração incômoda por outra mulher.

Incômoda e infernal.

Daniel encostou a cabeça no espaldar e jogou as costas para trás, fazendo um leve balanço com a cadeira. Olhou para o computador. A cortina aberta deixava passar um fio de luz do sol que atingia parte da tela, tornando-a clara demais. Esfregou os olhos, levantou-se, deu uns três passos e pegou nas duas partes do tecido branco, fino, escolhido por Milene quando montou aquele consultório. Puxou-as. Agora sim, o sol não o incomodava mais.

Sentou-se novamente, passando pela pequena mesa de apoio que ficava encostada na parede, com o porta-retrato colocado ali por Milene, de maneira que todos, mesmo os menos observadores, podiam ver sua família. Na foto, ela sorria, linda, abraçada a Mateus e Felipe.

Ouviu dois toques na porta, e antes mesmo de responder, a secretária entrou.

— Doutor Daniel, há um paciente precisando de uma consulta de urgência, mas eu disse que o doutor não tem mais horário hoje.

— Quem é o paciente? – perguntou ele.

A secretária olhou na agenda.

— Ervin de Apolinário.

Daniel passou a mão no rosto.

— Ervin? – repetiu o nome lentamente. Pensou por alguns segundos, suspirou e respondeu. — Diz que posso atender hoje, depois do último horário.

— Às 19h30? – perguntou ela, já saindo da sala.
— Exato – confirmou Daniel. — A propósito – disse, fazendo-a voltar-se para o médico –, quem solicitou a consulta de emergência? O próprio paciente?
— Não, doutor. Foi a filha dele.
Daniel ficou calado por alguns segundos até que ouviu a porta se fechar. Olhou para o relógio sobre a mesa. O ponteiro dos segundos marcava o compasso feito de movimento e silêncio. Aquilo o arrastava para o ócio, mas ainda tinha alguns atendimentos durante a tarde. Às 19h30 o professor viria. Quem sabe, com Natasha, afinal, dona Margarida havia dito que há tempos deixara de dirigir e não era fácil usar transporte público na hora do *rush*.
Sentiu uma empolgação inesperada. Incômoda.
Infernal.
Foi até a janela, abriu as cortinas. O céu azul se esparramava na atmosfera fresca, quase fria, e ofuscava sua vista. Ali, do décimo terceiro andar, uma pequena brecha se abria entre os edifícios por onde avistava um fragmento do horizonte. Baixou o olhar. As pessoas caminhavam na rua com algum agasalho. Natasha poderia usar um daqueles vestidos justos, de malha fina e mangas longas que se escondem por dentro de um casaco comprido. Poderia calçar botas sobre a meia-calça, os cabelos soltos e se sentar na cadeira bem em frente à sua, ajeitando o decote descuidado. O decote descuidado e o quadril meio de lado, as pernas cruzadas, deixando à mostra apenas os joelhos e parte das coxas. Porque a bota cobriria embaixo, e o vestido, em cima.
Chega! – disse a si mesmo. Não queria mais pensamentos absurdos. Levantou o pulso e conferiu as horas. Por que não chegava logo o próximo paciente?
Voltou para sua poltrona. O sorriso de Natasha veio à memória. Endireitou-se na cadeira e, finalmente, o interfone tocou.
A jornada de atendimentos passou e logo chegou a vez da consulta de Ervin, que entrou ao lado de Margarida. Daniel os cumprimentou em pé, próximo ao batente e lançou um olhar para fora da porta ainda aberta, ajeitando seu jaleco de doutor, enquanto o casal se sentava.

— Viemos de táxi, doutor – respondeu Margarida, segurando a bolsa no colo. — Natasha ia nos trazer, mas ficou parada no trânsito.

— Ah, sim – disse Daniel.

Ervin olhou para Margarida, e depois para Daniel.

— Quem importa aqui sou eu, não é, doutor? – perguntou Ervin, parecendo confuso.

— Só falei de Natasha porque ela ia nos trazer, ora! – exclamou Margarida visivelmente irritada.

Daniel olhou para a caneta que tinha nas mãos, esboçou um leve sorriso e olhou para seu paciente.

— Agora é o senhor que importa, professor Ervin.

— Natasha cuida de mim. Tenho uma filha linda, doutor. Já a conheceu?

— Pois o doutor já esteve em casa – respondeu Margarida.

— Ah, sim... Então sabe como é bonita. Muitos rapazes já se apaixonaram por ela, não é? – perguntou, virando-se para a esposa sentada ao lado.

— Sim, mas ela é complicada nas questões do coração. Depois da separação daquele torpe, nunca mais teve um compromisso sério. Mas um dia encontra, se Deus quiser – disse Margarida, dando um longo suspiro.

Daniel se ajeitou na cadeira, largou a caneta.

— O que tem feito esse tempo todo que não nos vimos, professor?

— Tenho tido... – parou um pouco para pensar. Olhou para Margarida, olhou para Daniel. — Esses esquecimentos... O mundo é às vezes muito estranho.

— Estranho como?

— Esqueço para que servem as coisas...

Daniel observava o lampejo de consciência de Ervin. Percebeu-o ciente de estar perdendo a memória e seu lugar no mundo. Será que sabia que um dia não encontraria mais nem a si próprio? Um calafrio percorreu cada vértebra de sua coluna. Por que não o encaminhava para o doutor Ferrara? Caramba! Que imobilidade... De novo impotente, de novo sem saber como conduzir a situação.

Estudos científicos apontavam os riscos do Alzheimer pela hereditariedade; sua mãe não chegou a desenvolver a doença, mas, a verdade é que ela não teve tempo. O câncer a levou de maneira precoce, sem que alcançasse a velhice, e o Alzheimer permanecia na vida de Daniel como um fantasma assombrando seu destino.

Ervin tocou o braço de Margarida e disse:

— Quero conversar a sós com o doutor.

Margarida e Daniel se entreolharam. Ela subiu as sobrancelhas e jogou o queixo para frente num movimento sutil, cuja expressão parecia uma pergunta.

— A senhora pode nos aguardar na recepção, dona Margarida – sugeriu Daniel.

Ela se levantou soltando o ar com mais força e se dirigiu para fora da sala a passos vagarosos, segurando sua bolsa. Assim que fechou a porta, Ervin disse, como se lhe confessasse um segredo:

— Sei que tenho Alzheimer. Eu sabia o que era, como... Como se diz? Como se diz, doutor?

Daniel esperou que ele continuasse, atento, sem desviar seu olhar um só instante.

— Sabia, sim, eu sabia... Como uma pessoa que só que saber das coisas por curiosidade. Eu sabia, doutor Daniel, mas agora não sei mais. Estou ficando louco?

— Alzheimer não é loucura – afirmou. Queria que as perguntas se calassem. Como médico, sabia da importância da verdade para o paciente, mas nesse caso, a verdade levaria para onde?

— Diga-me, doutor, o que acontece dentro da minha mente? Por que estou confuso?

— É a perda gradativa da memória, associada às doenças degenerativas.

— Mas... Como isso acontece? – perguntou com certa dificuldade em pronunciar as palavras.

— O importante é tratar das consequências, tomar os medicamentos, cuidar para ter uma vida regrada e segura com a família. O senhor tem o amor da família e é isso o que importa.

— O doutor também me trata assim?

— Assim como, professor?

— Como um demente.

Daniel desviou os olhos para baixo, um aperto na garganta o fez perceber a emoção que subia de algum lugar de dentro dele e o paralisava, como se estivesse num emaranhado de cordas que não o deixava escapar.

Voltou-se para trás e colocou água em um copo. Jamais fazia isso no meio da consulta, virar as costas e beber água. Mas o fez. Ofereceu água a Ervin, que respondeu negativamente com a cabeça. Fechou os olhos e tomou. Tomou tudo num único gole e, quando terminou, percebeu que Ervin o fitava.

— Em termos médicos, professor, o Alzheimer é provocado pelo acúmulo de uma proteína no cérebro que provoca alterações no sistema nervoso.

— Proteína?

— Sim, chamada betamiloide.

— Que coisa... E essa proteína perturba a vida dessa maneira?

Os olhos de Ervin o encaravam buscando respostas para o que era o verdadeiro drama de sua vida, mas Daniel não dizia coisa alguma, não podia dizer uma palavra, pois era apenas um homem sem solução alguma.

— O acúmulo dessas proteínas provoca a morte de células cerebrais, formando placas senis. Essas placas senis causam anormalidades nos neurônios e o cérebro não consegue mais funcionar como antes. A memória é a primeira função afetada.

— E o que mais se perde?

Daniel hesitou. Já tinha ido muito além, mas Ervin insistiu:

— O que mais?

— Perda das funções da linguagem e alterações de comportamento.

— Por isso, sinto que não sou quem eu sou? – perguntou Ervin arrastando o médico cada vez mais para dentro de sua impotência.

O ponteiro dos segundos podia ser escutado nos instantes de silêncio que tomaram conta da sala. Daniel pegou a caneta num gesto automático e começou a girá-la vagarosamente entre os dedos e não respondeu.

— Vejo-me sem minhas capacidades, doutor, sinto-me... nu diante do mundo.

Deslizou as mãos nas pernas, apoiando-as sobre os joelhos, como se tentasse se segurar com firmeza. Daniel notou as manchas senis que pintavam a pele clara, enrugada, teve vontade de abraçá-lo como a um pai, dar-lhe conforto, esperança, dizer que logo ficaria bem, mas ali, como médico, não podia nada e o que lhe restava era se conformar. Conformar-se com a impossibilidade de curá-lo.

— Sente-se sem as capacidades – repetiu Daniel anotando no prontuário. — E que sentimentos tem nessas horas?

— Medo, muito medo.

Daniel respirou fundo, soltou o ar de seus pulmões com mais força, como se pudesse se esvaziar por algum momento.

— Fique tranquilo, professor, os remédios vão ajudar muito. E faça só aquilo que gosta. Ouvir Mozart, por exemplo.

Ervin esfregou as mãos. Levou uma delas ao rosto, passou os dedos pela testa.

— Mozart... Ah, a música é o consolo. Mas estou... – esfregou as mãos e entrelaçou os dedos. — Estou perdendo meus pensamentos.

A fuga da consciência doía-lhe; Daniel sentia a garganta apertada, pois não existia naquele momento uma palavra consoladora.

Buscou respostas na tela do computador, tentou escrever algo no prontuário. Largou a caneta. Olhou para Ervin, mas tudo parecia inútil diante de um tempo arrebatador do qual não podia fugir.

— Viva o seu tempo – disse por fim.

— Meu tempo... Meu tempo já se foi. Vivo a minha própria... Como se diz? – fez uma pausa, seus olhos se movimentaram como se procurassem algo, talvez uma palavra que não conseguia pronunciar, depois se voltou para Daniel. — O doutor gosta de Filosofia?

Daniel sorriu. Viu o rosto de Ervin contraído, as mãos juntas, e sentiu um forte incômodo atingi-lo de maneira impiedosa no tórax, como se fosse ele o condenado que não vislumbra horizonte algum.

— Depois do prestígio que tive – continuou Ervin –, vivo a minha... miséria.

Daniel apenas o escutava.

— Sabe o que é a miséria humana, doutor?

Não, não sabia. Jamais fora um miserável na vida. Era doutor, e... Ou sabia... Sabia qual era a sua própria miséria? A mesma de toda a humanidade, talvez. Não, nada podia ser tão universal assim. Ervin, sim, era um filósofo. Queria que ele falasse. Queria que ele vivesse para lhe dar todas as respostas da vida.

— A miséria humana, doutor, é a prova de que o homem está entregue à própria sorte.

Daniel se mexeu na poltrona. As costas tinham pontos de tensão. Não deveria permanecer sentado por tantas horas.

Subitamente, Ervin fixou o olhar no pescoço de Daniel, que num gesto instintivo fechou a gola da camisa com uma das mãos.

— Deixe-me ver – disse ele.

Daniel tocou na pequena medalha de ouro. Retirou a corrente com cuidado e a entregou ao professor.

— Por que a usa? – perguntou enquanto observava os detalhes.
— É religioso?

— Não, não sou. Uma recordação, apenas.

— Nunca acreditei em coisa alguma. Se acreditasse, aceitaria a minha própria doença?

Daniel não sabia o que dizer, via-se envolvido pelo sofrimento que aflorava em seu paciente, e, como se soltasse as mãos até então atadas, disse num desabafo:

— Eu também gostaria de ter um consolo que a ciência não pode me dar. Mas sou médico, apoio-me na ciência. E tudo o que a ciência diz é que a doença de Alzheimer... – parou de repente de falar. O que a ciência dizia era que a doença de Alzheimer não tinha cura.

— Doutor Daniel – disse Ervin passando a correntinha de uma mão para outra. — Fico pensando o que resta a uma pessoa doente que não sabe como se curar.

Daniel aguardava a conclusão de Ervin.

— Confiar em quê? Em quem? No médico? Na vida? No destino? – perguntou ele repetidas vezes.

Sentiu um abafamento na sala. Daniel pediu licença e abriu um pouco mais a janela. Ervin o observou voltar à mesa e completou:

— A humanidade vive um caos porque nem médico, nem professor sabem coisa alguma.

Daniel balançou a cabeça em silêncio. Ervin estendeu a mão com a medalha, devolvendo-a. Em seguida, Daniel perguntou a Ervin se dona Margarida poderia voltar, e, tendo o seu consentimento, interfonou para a secretária.

Margarida entrou sem bater à porta, apertando a bolsa debaixo do braço; após algumas recomendações médicas, os três se levantaram em direção à saída.

Já sozinho, Daniel começou a organizar os papéis enquanto esperava o computador se desligar, quando ouviu alguém mexer na maçaneta. Parou. Milene entrou sorrindo, a respiração acelerada.

— Milene?

— Oi, amor – disse, dando-lhe um beijo.

Daniel sorriu sem compreender.

— Estava aqui perto, resolvi subir e trazer um presente.

— Nossa! – foi a única coisa que conseguiu dizer naquele momento supreendente.

Ela pegou um pacote na bolsa e lhe deu. Daniel desfez o laço, tirou o papel de presente e viu uma caixa de relógio. Um relógio digital que não fazia barulho algum.

Nenhum *tic-tic-tic*.

— É bonito, mas já tenho relógio aqui. Não precisava se incomodar, Milene.

— Ah, velho demais, não combina com o consultório. E depois, você precisa se livrar dessas energias estagnadas, presas ao passado – respondeu ela, indo em direção à mesinha encostada na parede, onde estava o porta-retrato e o relógio velho demais, como ela dizia. Tirou-o dali e colocou em seu lugar o novo, mais adequado aos tempos modernos. *Design* retangular, branco com detalhes em alumínio, silencioso. Daniel observou. Até que ficava bem.

No entanto, incomodou-se. Tinha uma ligação de afeto com aquele objeto velho, mas não queria estragar a surpresa de Milene. Assim, a única coisa que fez foi pegar o relógio redondo das mãos de Milene para guardá-lo na gaveta.

Ela beijou o marido mais uma vez, jogando os cabelos para trás, e ambos saíram de mãos dadas.

Meses mais tarde, Daniel almoçava em casa com a família num sábado. Ouvia Milene contar sobre alguma coisa não muito relevante. O toque do celular entrou na copa, interrompendo a conversa.

— Deixe tocar, Daniel – disse ela –, depois você vê quem é.

— Não posso. Pode ser urgente – disse, já correndo em direção à mesa do *hall* de entrada onde deixara o aparelho. Pegou-o e leu no visor: "Natasha".

— Alô?

— Doutor Daniel?

— Tudo bem, Natasha?

— Não sei o que fazer, doutor Daniel, meu pai... – Um soluço repentino interrompeu sua fala.

— O que houve com seu pai?

— Precisamos de uma ambulância, com urgência.

— Ambulância?

— Meu pai não... Meu pai não quer voltar, xinga todo mundo, ah, Daniel, me ajude.

Era a primeira vez que ela lhe tirava o título de doutor, e com uma respiração ofegante pediu ajuda.

— Calma, Natasha. Para onde ele não quer voltar?

Houve um silêncio.

— Alô? – perguntou. A ligação parecia ter caído. — Alô, Natasha? Você está aí?

— Estou aqui.

— Para onde ele não quer voltar?

— Para casa.

— Onde vocês estão?

— No parque do Ibirapuera.

— Estou indo para aí.

Sem retornar à mesa da copa, foi direto para o quarto, entrou no banheiro, e, movimentado-se apressadamente, preparou-se para sair. Pegou a carteira, o celular e, ainda no corredor, deparou-se com Milene.

— Não vai terminar de almoçar? – perguntou ela.
— Tenho um paciente em crise. Preciso ir rápido, Milene – respondeu, esticando o rosto para beijá-la.

Mas ela se esquivou.

— Eu também estou em crise, aliás, nós estamos em crise. Mesmo que de vez em quando a gente... – suspirou. — E então, "doutor" Daniel? Que remédio tem para isso?

— Milene, preciso ir logo. Depois a gente conversa.

— Que paciente? – quis saber.

— Ervin de Apolinário.

— Ah, claro, nem sei por que perguntei.

Daniel soltou o ar com força. Tudo aquilo o deixava impaciente, e, dirigindo-se à porta de entrada, respondeu:

— Não tenho hora para voltar.

— Então não volte mais, ora! – gritou ela.

Daniel parou. Foi até Milene e segurou seus braços com delicadeza.

— Você é a mulher que eu amo. Tenha paciência com a minha profissão, só isso que eu lhe peço.

Milene se desarmou. Puxou-o e o beijou com intensidade.

— Volta logo, meu amor – disse ela.

Daniel andou depressa em direção à porta. As mulheres tinham um sexto sentido por vezes inadequado demais. Parecia que viam os pensamentos surgirem na testa, como um letreiro que informa tudo de maneira indiscriminada. Milene mostrava-se assim. Era como se soubesse das intenções ocultas do marido. Então, atirava-se nele quanto mais quisesse desmascarar a atração que sentia por outra mulher.

Milene sabia ser sedutora quando queria. Talvez fosse esse seu jeito que adicionava momentânea intensidade à relação tão rotineira, tão prestes a cair no marasmo a cada instante. A atração por Natasha, que Milene por certo cheirava no ar, tornava-a mais atraente. Não a outra. Mas ela, Milene, a mesma de tantos anos.

Daniel entrou no carro e dirigiu até o parque. Sentia-se com a missão de ajudar seu paciente a sair daquela crise. Mas, se não mentisse para si, teria a certeza de que era Natasha quem gostaria de encontrar. E tocar seu corpo, abraçando toda a sua fragilidade.

O sol do meio-dia esquentava. Daniel saiu do carro. Um grande fluxo de pessoas passava diante dele com ares de diversão e muitas bicicletas desfilavam pelas ruas do parque, exibindo condutores de diferentes tipos e idades. A claridade ofuscava sua visão, forçando-o a franzir os olhos no meio daquele ir e vir de gente.

Parou, olhou ao redor e, não vendo Natasha ou seus pais, pegou o celular. Ela não atendeu de imediato, mas após alguns segundos, um fio de voz surgiu, como se o cansaço a jogasse no desânimo dos que perdem a luta. Em poucas palavras, explicou-lhe onde estavam e logo Daniel pôde avistá-los.

Viu-a olhar para a sua direção e vir ao seu encontro. Abraçou-o. Depois, afastando-se um pouco, e com algumas lágrimas que já molhavam o canto dos olhos, ela desabafou:

— Não sei o que fazer, doutor.

— Conte-me o que aconteceu – disse ele, a voz firme.

— Ele não quer ir embora, cada vez que tentamos levá-lo ele nos xinga, nos empurra. Pensamos que seria um bom passeio para ele, sair de casa, tomar sol. Mas não foi.

Sua fala foi perdendo a força, as palavras ditas com vagar se intercalavam a momentos de respiração intensa. Daniel pegou as mãos de Natasha e as manteve entre as suas por alguns instantes. Entreolharam-se.

— É assim mesmo, Natasha.

— Algumas pessoas vêm aqui tentar nos ajudar, mas é pior. Ele fica mais agressivo. Mas a maioria olha com medo, com espanto, como se meu pai fosse louco. Como se ele fosse uma ameaça. Isso me revolta, doutor. Ele não é louco. Ele é apenas um homem que está com Alzheimer e precisa de ajuda, de atenção, de amor. Por que existe tanto preconceito?

Daniel não disse uma palavra e lhe estendeu a mão para irem até Ervin, que permanecia parado, ao lado de um banco, atirando xingamentos em voz alta. Dona Margarida tinha alguma coisa em uma das mãos, uma caixa qualquer, e com a outra, esfregava os olhos. Mantinha sua atenção entre Ervin e uma mulher que, gesticulando sem parar, dizia-lhe algo.

A cada passo, aquela cena se tornava mais nítida em seus detalhes, e Daniel observava a cesta pequena e quadrada que Margarida segurava enquanto ouvia atenta a fala da mulher, ao mesmo tempo em que não tirava os olhos de Ervin.

— Ah, que bom, doutor Daniel! - exclamou Margarida assim que o viu. — O nosso médico - disse olhando para a mulher.

— Então agora a senhora está em boas mãos - respondeu a desconhecida antes de ir embora.

— Ah, que bom - repetiu ela assim que a mulher saiu, mostrando o quanto se sentia aliviada com a presença de Daniel. — Essa senhora já passou por isso, cuidou da mãe com Alzheimer, até... até que não deu mais.

— Foi internada? - perguntou Daniel.

— Morreu - disse Margarida, abaixando os olhos.

Fizeram silêncio. Daniel andou devagar até Ervin e se sentou ao lado.

— Professor Ervin, como vai?

Ervin não se mexeu, apenas o fitou por um breve momento, para depois voltar a olhar para frente, de maneira vaga, sem expressar qualquer emoção.

— Acho que ele está com fome - disse Margarida, que começou a abrir a cesta, de onde tirou um sanduíche embrulhado em um guardanapo de papel.

— Você quer, Ervin?

Sem dizer nada, estendeu a mão e pegou o sanduíche já meio desembrulhado por Margarida.

— É como uma criança - afirmou Margarida, fixando-se em Daniel. — Não faz mais nada completamente sozinho. Agora, passear como fizemos hoje, não vamos mais. Tenho medo de que algo pior aconteça.

— Parece que o pior já passou, mãe. Eu é que me sinto constrangida com o doutor, por tê-lo tirado do almoço com a família em pleno sábado - completou Natasha, enquanto seu pai comia.

E olhando para Daniel, meio de lado, continuou. — Desculpe-me, doutor, mas eu pensei que aquela cena do meu pai não fosse acabar nunca.

— Pois é – intrometeu-se Margarida –, nos últimos dias tem sido assim. Ataques repentinos entremeados a momentos de calmaria. Mas o doutor entende a nossa aflição, não é?

— Entendo, e agora precisamos levá-lo para casa.

Nesse momento, Ervin contraiu a testa e seu rosto se fez carrancudo, fechado.

— Estou com fome! – gritou, atirando o sanduíche no meio do gramado. — Quero comida!

— Então vamos para casa, Ervin – bradou Margarida demonstrando impaciência ao puxá-lo. Mas ele a empurrou com força, fazendo-a se desequilibrar. Natasha a amparou nos braços e tentou consolar seu choro que desabafava toda a exaustão que vivia nos últimos tempos.

— Não aguento mais isso, minha filha.

— Precisa entender, mãe. Não adianta forçá-lo a nada. É pior, você sabe disso.

Daniel permaneceu bem ao lado de Ervin.

— Professor, preciso de sua companhia. O senhor me acompanha?

Ervin deu um passo para frente. Olhou para Daniel que o seguiu. Deu mais um passo, até que de repente parou, olhou para Daniel e disse:

— Para onde vamos?

— Para casa.

— Ah...

Pouco a pouco caminharam em direção ao estacionamento. Natasha e Margarida iam atrás. Ervin entrou no carro de Daniel sem resistência, enquanto Natasha acompanhou a mãe.

Daniel estacionava bem em frente à casa de Ervin quando Natasha chegou e abriu o portão da garagem com o sensor automático. Margarida apareceu para buscar Ervin, ainda dentro do carro e lhe disse algumas palavras de agradecimento. Em seguida, virou-se e conduziu Ervin que vagarosamente subiu as escadas.

Imerso na sua observação, Daniel foi despertado por uma voz. Natasha, bem próxima a ele, sorriu.

— Enfim, doutor, parece que tudo acabou bem.

Ele também sorriu.

— Você não deixa mesmo eu esquecer a minha ocupação.

— É o hábito.

— Nem estou de jaleco.

— Médicos são assim – disse –, cuidam da vida dos outros, dentro e fora do consultório.

— Cuidam da vida dos outros e às vezes se esquecem da própria – respondeu Daniel.

— Por que diz isso?

— Não estou livre dos meus próprios problemas e nem tenho tanto tempo assim para tentar resolvê-los – respondeu sorrindo.

— Eu também não. Já fiz muita terapia, mas hoje a minha saída é esquecer de mim mesma durante os atendimentos. Esvaziar a cabeça.

— Anos de prática médica me levaram a concluir que não dá para compreender o que se passa com a outra pessoa se a própria mente não para. É um esforço que pratico há anos, Natasha. Vou confessar, no início da minha vida profissional, era difícil, também porque era muito jovem, e aí, é claro, como todo jovem, queria ter todas as soluções do mundo.

— Eu também era assim.

— Que pretensão achar que se tem a solução para todos os problemas existentes na vida das pessoas! – exclamou Daniel.

— A juventude é assim, cheia de ilusões. Eu queria salvar o mundo.

— Depois a gente vê que ninguém cura ninguém. Apenas podemos facilitar o caminho.

— Estranho um médico falar assim.

— Por quê? – quis saber ele.

— Médicos se julgam donos do saber.

Daniel riu, passou a mão pelos cabelos.

— Não é bem assim... Quer dizer, na verdade você está certa. E é um grande esforço de humildade reconhecer que não se pode tudo.

— Cada um tem o seu momento. Seu tempo. Pode ser um minuto, pode ser uma vida inteira. Despertar é um processo, e o que enriquece a vida é justamente o durante. O lugar a que se chega é apenas consequência do caminho feito – disse Natasha.

Daniel silenciou-se. Esperou que Natasha prosseguisse.

— Calar as vozes de dentro e deixar o outro falar. Isso se chama escuta ativa, você sabia? – perguntou ela.

— Nunca tinha dado nome para essa prática.

— Se todos fizessem isso, as relações teriam menos conflitos.

Daniel ficou em silêncio. Grande parte do seu conflito com Milene era porque não se ouviam de verdade.

— E haveria menos desencontros – continuou Natasha. — As relações seriam mais simples.

— Gosto do simples, sabe?

— Eu também. Ouvir deveria ser simples, no entanto, é algo que se perdeu. Todos querem falar, poucos ouvem de fato. Mas eu precisei de meditações. Participei de um grupo, o que me ajudou muito. Acho que agora consigo aquietar a cabeça – respondeu ela, enquanto pegava uma mecha de cabelo e jogava para trás, levando Daniel a cheirar o perfume que lhe saía da nuca. — Talvez isso seja muito mais difícil para as mulheres. Estamos sempre querendo falar, falar, e... falar.

Daniel não disse nada. Olhava-a tão somente.

— Você é homem e não passa por isso, mas fique sabendo que a ansiedade feminina sai pela boca – completou rindo.

Natasha tinha uma beleza que ia além de seus contornos físicos. Tinha encanto. Percebeu que ela desviou os olhos dos seus para depois fitá-lo com mais firmeza.

— Eu queria me desculpar com você, Daniel.

— Desculpar-se? Por quê?

— Teve que sair correndo de casa por nossa causa.

— Faz parte do meu trabalho.

— Não, não faz. Eu sei que não faz. O seu trabalho é no hospital, no consultório, não pode sair por aí acudindo todos os pacientes.

Daniel pegou uma de suas mãos. Percebeu-a fria.

— Não podia não vir. Vocês estavam aflitas.

Nesse momento, viu-a olhar para trás. Virou-se também e notou que dona Margarida os observava da janela. Daniel lhe acenou. Natasha deu alguns passos em direção à rua e Daniel a seguiu. Ela fechou o portão assim que chegaram à calçada. Dali dona Margarida não os veria mais. Mesmo que esticasse o pescoço para fora da janela.

Olharam-se sem jeito. Natasha permaneceu um pouco em silêncio, fitou o chão. Por fim, ela continuou:

— Você está me ajudando muito. É médico, já acompanhou muitos dramas semelhantes. Para você é só mais um caso, mas para mim, é meu pai que estou perdendo aos poucos.

— Não é bem assim, Natasha. Eu me preocupo de verdade com cada um de meus pacientes.

— Mas acho que você não sabe o que é viver o Alzheimer dentro de casa. Já vivi outras perdas na minha vida, claro, mas essa, assim, em doses homeopáticas, dói a cada dia um pouco mais.

— Sente-se abandonada?

— De certa maneira.

— Eu sei – respondeu Daniel, soltando a mão de Natasha, lembrando-se da solidão dolorosa que o assolou durante a doença da avó.

— Vejo meu pai partir. Justo ele, que sempre foi um ideal para mim. Sempre equilibrado, mas no fundo, emotivo. Sempre abafou os sentimentos, e até parece que escolheu sair do domínio da consciência para viver esse estado de demência como refúgio.

— Como você conclui isso? – quis saber ele. — O Alzheimer tem explicações físicas. Há alterações cerebrais.

— Você não acha que as doenças começam nas emoções?

— Considero, mas não posso constatar cientificamente que determinadas emoções ou comportamentos vão deflagrar essa ou aquela doença. Esse é um campo vasto de pesquisa, e enquanto não chegamos lá, tudo são apenas suposições.

— Respeito sua posição. Mas a impressão que me dá é que se os pensamentos não vêm, e a memória se apaga, algo se endureceu lá dentro – Natasha virou o rosto para o lado e lançou um olhar para longe. — Como pode um homem com tanta inteligência, de repente, ter atitudes tão inconsequentes?

Natasha desatou a chorar e Daniel a puxou para si. Ela recostou a cabeça em seu peito, deixando-se ser abraçada com mais força durante longos segundos. Ela não aceitava, era filha. Ele tampouco aceitara. Jamais aceitara por que uma senhora ativa, de opiniões fortes, como havia sido sua avó, perdia suas capacidades, tornando-se alguém que ele não conhecia.

Natasha suspirou, afastou-se um pouco de Daniel e continuou:

— Sempre tive uma grande admiração pelo meu pai. Foi meu porto seguro nas horas difíceis. Ele sempre soube me aconselhar com palavras sábias que me fizeram encontrar minha força interior.

Daniel queria ser capaz de amenizar o sofrimento de Natasha, mas qualquer palavra seria em vão. Assim, decidiu ficar em silêncio e esperou que ela desabafasse.

— Eu me vejo perder a segurança paterna. O arquétipo do pai, aquele que provê, que protege, que dá o chão firme para se caminhar – disse esfregando os olhos. — Tudo pode ser explicado pela cabeça, mas quando atinge os sentimentos, ah, não tem nada mais para se fazer. Não posso sair de mim e parar de sentir essa tristeza. Não posso.

Olhou para Daniel, esfregou os olhos com uma das mãos e perguntou:

— Só falo de mim. Desculpa. E você? Não sei nada de você.

— Fui criado pela minha mãe e pela minha avó.

— E seu pai?

— Foi embora quando eu tinha três anos. Lembro-me muito pouco dele.

— Puxa... Nunca mais o procurou?

— Tentei, depois da morte da minha mãe, mas não o encontrei.

Ela sugeriu um olhar diferente, como se pela primeira vez o percebesse em suas dores próprias, sem jaleco, sem ares de doutor, sem pedidos de exames. Como se ele emergisse de sua história com todas as suas fraquezas humanas e tivesse agora algo a contar de si.

— E ele nunca se manifestou, Daniel?

— Não, nunca.

Nesse momento, ouviram a voz de Margarida vindo da janela.

— Natasha, telefone!

Ela não respondeu de imediato e ele percebeu que ambos tinham vontade de continuar ali.

— Tenho que me despedir de você, Daniel.

— Se precisar conversar, me ligue. Pode ser a qualquer hora – disse ele.

— Não quero atrapalhá-lo com meus problemas.

— Você não me atrapalha, eu garanto – respondeu, fitando-a intensamente.

Ouviram mais uma vez a voz de Margarida chamando a filha.

— Vou lá – disse, dando-lhe a face para um beijo de despedida. Daniel teve o ímpeto de abraçá-la, mas Natasha entrou em casa rapidamente. Ele permaneceu em pé do lado de fora do portão até que ouviu a chave girar duas vezes.

O sol estava bem baixo e perturbava sua visão. Daniel colocou os óculos escuros, deu partida no carro e começou a relembrar a conversa com Natasha. Seu olhar demorado, as mãos que lhe dava sem resistência, tudo revelava sentimentos nascentes que ela, por certo, tinha por ele. E ele, após anos de casamento, saía do marasmo para viver um entusiasmo renovado por uma mulher que o encantara tão repentinamente. Natasha, um susto, um ímpeto, uma encruzilhada.

Uma mulher para seus desejos, como tantas outras, mas diferente, porque também podia ouvi-lo e compreendê-lo como homem.

IX

Um mês se passou. Daniel entremeava suas atividades rotineiras aos pensamentos inoportunos que o tomavam repentinamente. O perfume suave, o toque da pele, o olhar sedutor que surgia no descuido do rosto choroso, pedindo auxílio médico. Passava os raros momentos de ócio desejando reencontrar Natasha. Mas não, não podia.

Naquele início de noite, voltou para casa como de costume. Passou pela sala e procurou não se incomodar com a desordem, pois já no corredor percebeu que algo não ia bem. A voz de Milene denotava impaciência e Daniel respirou fundo antes de entrar no quarto de Felipe.

— Se não passar a limpo essa lição, vai ficar sem videogame por uma semana.

— O que está acontecendo? – perguntou ele ao chegar à porta.

— Vê se isso aqui é possível! – gritou Milene estendendo o caderno em sua direção.

Daniel pegou o caderno e não viu nada demais.

— O que tem? – perguntou ele.

— Não vê a letra horrorosa que ele faz?

Felipe permanecia sentado, os olhos arregalados, como se aguardasse ansioso a reação do pai. Daniel sentiu ternura, mas a fúria de Milene somente aumentaria se ele não compartilhasse a sua ira. Queria na verdade abraçar o filho, dizer-lhe que nada era tão sério assim. Havia coisas mais importantes na vida. Felipe olhava-o. Esperava. Daniel pegou o caderno. Observou, observou. Nada tão grave. Sorriu para o filho.

— Eu também tinha letra... Hum, deixa eu ver – pensou um pouco, não queria dizer que a letra era feia. — Eu também não tinha uma letra perfeita. Acho que já era a minha sina. Letra de médico – disse, querendo descontrair a tensão do ambiente.

Os olhos de Felipe pareciam sorrir, embora permanecesse sério diante da mãe.

— Eu não fiz de qualquer jeito, pai. A mamãe não acredita.

— Como não acredito? – perguntou em tom de revolta.
— Calma, Milene, você está muito nervosa. Venha – disse ele, levando-a para o corredor. E virando-se para o filho, garantiu:
— Daqui a pouco conversamos.
Entraram no quarto e Daniel fechou a porta.
— É fácil para você chegar em casa e achar maravilhoso tudo o que eles fazem – disse ela, visivelmente alterada. — Porque sou eu que tenho que ficar em cima de tudo o tempo todo.
— Eu trabalho o dia inteiro, é natural que os meninos fiquem mais com você. Mas eu não entendo por que você anda tão nervosa – questionou Daniel.
— Não sabe, então? Há quanto tempo não fazemos amor?
— Mas, Milene, ontem mesmo...
— Eu disse amor, não disse sexo.
O rosto de Milene relaxava a tensão anterior, denotando que a ira se transformava em tristeza. Daniel sentou na cama, passou as mãos pelos cabelos e a olhou novamente. Ela, em pé, o encarava como quem quer escarafunchar o que está dentro do outro, na cabeça do outro, no coração do outro.
— Você, Daniel, nunca quis tanto sexo quanto agora, mas nunca te senti tão longe de mim. O que acontece dentro de você?
— Eu sou homem, preciso disso mais que você.
— Ah, que machismo ridículo! Eu também preciso disso, ora. Mas com amor. Não sou uma coisa.
— Que absurdo, Milene! Você é a minha mulher – disse, levantando-se para se aproximar dela.
— O que acontece com você? – quis saber Milene. — Parece que pensa longe daqui.
— Eu penso no lugar em que estou. E agora estou aqui, com você. Por que essa crise agora?
Milene deu um longo suspiro.
— Acho que você nem percebe que não me beija como antes. Daniel puxou-a pela nuca e ela apoiou a cabeça no seu peito.
— Você é minha mulher, Milene, e quero que sempre seja, entende?
— Que eu sou sua mulher, eu sei. Está assinado no papel, "doutor" Daniel. Mas só o papel não significa nada para mim. Quero

outras coisas além do seu nome, quero atenção, amor, quero ser beijada com desejo.

— Quantos quereres fáceis de serem atendidos, Milene – respondeu ele, beijando-a na face.

Ela se desvencilhou dos braços de Daniel e afirmou:

— Eu acabei de dizer o que quero, "doutor". Vou dizer agora o que eu não quero. Não quero que faça sexo comigo como tem feito nos últimos dias, certo?

Daniel se sentiu desconcertado diante das palavras de Milene. Ela tinha razão. Mas ele a amava. Sim, a amava. A outra é que invadia sua cabeça de maneira infernal. Fez um leve carinho no seu rosto e ela grudou seu corpo no dele, beijando-o várias vezes.

— Eu te amo.

Daniel não disse nada.

— Eu te amo, Daniel – afirmou Milene mais uma vez.

Daniel a abraçou. Era difícil encarar a sinceridade desconcertante dos olhos de sua mulher. Afundou o rosto no seu ombro, sentiu o perfume conhecido e teve vontade de permanecer ali, um lugar que o protegia de pensamentos abruptos.

— Você fica quieto? – quis saber ela.

— Eu também, eu também – respondeu em voz baixa.

Incomodado, Daniel a deixou e entrou no banheiro, quando Felipe o chamou:

— Pai, telefone!

— Milene, vai lá, vê quem é e diz que depois eu ligo – pediu ele, antes de fechar a porta.

Ficou ali a se olhar por alguns segundos no espelho, teve vontade de se dar um tapa na cara.

— Patife! – disse para si mesmo. — Doutor Daniel, você é um verdadeiro patife!

Apoiou as duas mãos na pia e, com a cabeça baixa, teve raiva de si mesmo. Tinha que abafar a revolução que se instalara em sua vida emocional para voltar à tranquilidade de antes. Milene, sua mulher, mãe de seus filhos, sempre cuidou de tudo. Sempre o satisfez em tudo. Por que agora se deixava invadir pelo desejo por outra mulher? Que tipo de homem tinha dentro de si que não conseguia controlar seus impulsos?

Porém, o que o inquietava acima de tudo não era apenas o desejo físico que o atordoava como um fogo incontrolável que, no fim, era Milene quem apagava. O que o inquietava mais era a vontade de estar ao lado de Natasha, conhecê-la para além do corpo, tocar a sua alma, frágil, sensível, pedindo para ser amada.

Já no corredor podia sentir o cheiro agridoce que saía da cozinha, do salmão ao molho de maracujá que Milene avisou que iria fazer para o jantar. Com fome, Daniel dirigiu-se à cozinha e vendo os filhos em frente à tevê, mandou-os lavar as mãos.

Quando entrou na cozinha, Milene estava agachada, de costas, e, com a mão enfiada na luva antitérmica, tirava uma travessa do forno.

Por certo, ouviu-o entrar, pois, sem se virar, avisou:

— Sábado temos um jantar.

Daniel despejou água no copo.

— É? De quem?

— Do professor Ervin.

Daniel tinha o copo na mão, pronto para levá-lo à boca, quando subitamente parou.

— Do professor Ervin? Como assim?

— A mulher dele telefonou agora mesmo. Você estava no banheiro, aí ela pediu para falar comigo. Imagine, ele faz 76 anos e no mês que vem quase completam bodas de ouro. Acho que é isso, se não me engano.

— Hum...

— É bonito, não é, Daniel? Uma vida inteira juntos – disse ela, virando-se para levar a travessa de salmão à mesa. — Você não acha?

Com um tom de voz que procurava manter o mais inalterado possível, Daniel indagou:

— Você também vai?

— Ué, por que não? Acabei de falar com dona Margarida. Ela convidou o casal. Ou seja, nós – afirmou Milene, dando uma pausa para olhar para a porta. — Felipe e Mateus, venham jantar! Disse que queria muito me conhecer, pois gosta muito de você. Muito simpática, a dona Margarida.

Sentaram-se e os meninos logo surgiram correndo.

— Lavaram as mãos? – perguntou Daniel, fazendo-os dar meia volta para o lavabo.

— Elogiou sua atenção, como médico – completou ela. — E como o professor também gosta muito de você, ela nos convidou. Vai ser um jantar em família, e alguns amigos mais próximos.

— Sei... Que bom.

Milene o encarou, demonstrando surpresa.

— Você está estranho, Daniel. Parece nem ligar para esse convite.

— É que pensei que a gente podia viajar para a praia nesse fim de semana. Os meninos vão gostar de sair um pouco da rotina.

— Praia? Com esse tempo ruim? O que vamos fazer lá?

— Se preferir, podemos ir à montanha, ou a um hotel fazenda para que os meninos se divirtam. Tem piscina coberta.

— Por que essa viagem de última hora? Você não tinha falado disso antes.

— O que quero é arejar um pouco a cabeça – justificou Daniel.

Os meninos discutiam algo sobre um dos videogames que lotavam a prateleira da saleta de tevê, e de que Daniel não se inteirava nunca, por falta de tempo, ou até mesmo de interesse.

— Ah, não sei, Daniel – continuou Milene. — Quero conhecer a família desse seu paciente de quem você tanto fala. Por que não deixamos a praia ou a montanha para o outro fim de semana?

— No outro, tenho alguma coisa, não sei, preciso olhar a agenda, Milene.

Milene ficou quieta, olhando-o sem sorriso algum. Algo deveria se passar em sua cabeça, pois ela sabia que ele gostava de encontros sociais, e não marcaria uma viagem no dia de um jantar. Por que Milene o conhecia tanto assim? Daniel via-se exposto, sem desculpas que pudessem esquivá-lo daquele encontro, Milene e Natasha, na mesma casa, na mesma sala, na mesma mesa. Mas, ouvindo parte da conversa, e entusiasmado com a possibilidade de alguma aventura, Mateus exclamou:

— Oba! A gente vai viajar?

— Nesse fim de semana, não – respondeu Milene. — Só no outro.

Daniel levou a mão ao colarinho, para tentar abrir um botão, mas estava de camiseta. Tudo parecia sufocá-lo. No entanto, sem entrar no embate, balançou a cabeça num gesto de concordância e ficou olhando para o salmão que tinha no prato.

Depois do jantar, os filhos já dormiam e Milene ainda assistia a um programa na tevê, no escritório, enquanto Daniel sentado à mesa ao lado, mexia em seu *notebook*.

No intervalo do programa, Milene se voltou para ele.

— O que você está fazendo, Daniel?

— Olhando algumas mensagens.

— Pensei que estivesse batendo papo na internet.

— Não tenho tempo para isso. Mas, bem que gostaria, encontrei uma porção de amigos nessas redes sociais, gente da faculdade que não via há anos, e até da escola. Você sabe disso, ora. Também usa, por que pergunta?

— Sabe o que me intriga?

— O que é que a intriga, Milene? – quis saber Daniel, já sem paciência.

— A foto do seu perfil.

— Não coloquei só a minha foto. Coloquei a de nossa família. Estamos todos: eu, você, Mateus e Felipe, naquele dia no pôr do sol na praia, lembra?

— Daniel, não precisa me dizer o que já sei. A foto eu conheço muito bem. Só estou tentando descobrir por que você colocou a da família, quando a foto deveria ser apenas sua. É o seu perfil. A sua individualidade.

— Eu pensei que você ia gostar, mas a verdade é que nunca sei quando a agrado.

— Olha, não sou psiquiatra como você, mas de uma coisa eu entendo. Sei o que está por trás das atitudes. Porque não sou nenhuma tola.

— Isso não é mesmo, Milene.

— Na minha percepção, pode existir uma razão meio inconsciente para alguém se mostrar junto à família. Como se precisasse de uma espécie de moldura.

Daniel riu.

— Você é muito engraçada. Acho que é isso que tira nosso casamento do marasmo. Questiona certas coisas que só passam pela sua cabeça e eu nunca sei aonde você vai chegar com essas ideias.

Milene se acomodou na poltrona, voltando-se mais para trás para vê-lo melhor.

— Pensa comigo. Em uma foto de família, cada um representa um papel. Este é o pai, provedor, esta é a mãe, a que cuida de tudo, e os filhos que unem o casal para sempre. Bonito, não?

Daniel aguardava o computador desligar enquanto ouvia a teoria de Milene.

— Todos sorriem, como se ali houvesse união.

— E por que não pode haver união?

— Ora, porque a gente sabe que noventa e nove por cento dos casais vivem mal.

— Noventa e nove por cento? – repetiu Daniel. — Que tragédia você está me dizendo, Milene.

— Uma tragédia da vida real. As pessoas se casam e se esquecem de que o relacionamento tem que ser alimentado a cada minuto.

— Bom, pelo menos você deixou um por cento aí que pode ser feliz. Nem tudo está perdido – concluiu Daniel rindo.

— Ah, "doutor" Daniel, esse um por cento só pode estar no segundo casamento!

— Então não temos mesmo saída. E agora estou preocupado com o que você pensa do nosso casamento.

— Casamento quando vai bem, de verdade, não existe a necessidade de se mostrar comprometido.

— Milene, se você preferir eu mudo a foto, e acabamos com essa discussão.

— Eu percebi que você quis mostrar uma imagem de homem responsável, que tem uma vida certinha. Tudo isso me irrita porque não é você.

Daniel começou a se incomodar com a fala de Milene. Jamais tinha pensado que uma simples foto de perfil pudesse causar tanta polêmica. E sem paciência alguma, disse:

— Sabe o que eu acho, Milene? Todo mundo ali quer representar alguma coisa, sozinho ou não. Por acaso você vê a essência de alguém em uma tela?

— Claro que não. Mas uma coisa é colocar uma imagem de si, outra bem diferente é querer se esconder na família, porque a máscara que se veste é bem maior.

Um vento mais frio começou a entrar pela fresta da janela. Daniel esticou o braço e a fechou. Puxou as cortinas. De repente, Milene lhe perguntou:

— Você está se protegendo de quê?

Daniel fechou o *notebook* e o colocou dentro da capa.

— Não estou me protegendo de nada, Milene. Que ideia!

— Está sim, "doutor". Que pensamentos têm passado pela sua cabeça que o atordoam?

— Você faz conclusões que não existem – respirou mais profundamente e se levantou. — Sabe de uma coisa? Estou cansado, vou me deitar.

Caminhou para o quarto, precisava ordenar as ideias. Deitou-se de costas e manteve o olhar pregado no teto branco, via-se enroscado em sentimentos confusos. Milene o alfinetava com palavras certeiras.

Daniel sorriu. Nunca havia feito esforço em amá-la, tinha humor, inteligência. No entanto, via-se quase cair numa paixão. Bastava dar um passo, um passo apenas e tudo sairia do quadrado.

Fora do quadrado, sem rédeas, sem chão.

Jamais havia misturado a prática médica à vida pessoal, e Milene iria romper essa barreira, insistindo em ir ao aniversário de Ervin. Mas sua inquietação não vinha do fato de levar a esposa ao aniversário de um paciente, isso poderia até estar dentro da normalidade. Mas entrar ali, naquela casa, e encarar Natasha no papel de um homem casado era demais. Que contradição vivia! Perdera o bom senso. Não queria misturar a família ao trabalho e, no entanto, as verdadeiras razões para esse dilema tinham origem na atração visceral que sentia pela filha do paciente. Era ele o primeiro a misturar tudo, a transpor os limites do que sempre lhe fora plausível.

Virou-se para o lado da cama ainda intacto.

O lençol azul-claro, bem dobrado sobre a coberta, deixava à mostra os detalhes da renda delicada. Milene, apesar de pouco organizada, apreciava o belo, gostava de trabalhos manuais. Uma de suas queixas era que, por ter todo o seu tempo tomado pelos filhos, não podia se dedicar a arte alguma. Já tinha feito aulas de pintura em cerâmica e alguns desses objetos que exibiam seu nome em um canto quase imperceptível, escrito em cor preta com letras finas e bem delineadas, faziam parte da decoração da casa. Costumava pedir ao marido sua opinião sobre onde colocá-los, na sala ou na sala de jantar, sobre a mesa ou na cristaleira. E ele, com os pensamentos sempre preenchidos por questões médicas que julgava tão mais graves do que uma jarra bem ornada ou um vaso, levantava os ombros como quem diz "tanto faz".

É certo que Milene também falava demais. Extravasava todas as impressões que tivera durante o dia em palavras atropeladas, como se o mundo fosse acabar dali a um segundo. E isso o afastava dela, pois, cansado após um dia inteiro no consultório, não tinha interesse em ouvi-la de fato. Ou mais do que isso. Não conseguia prestar atenção ao que ela dizia. Escapava até de maneira involuntária para seu mundo interno e lá permanecia, até que tudo voltasse a ser silêncio.

Mas o que o inquietava era que dali a dois dias Milene ia encontrar Natasha.

Ela a olharia por inteiro, tentando adivinhar que sentimentos tivera seu marido ao se deparar com aquela mulher. Faria seus próprios julgamentos sobre a beleza de Natasha, e mexeria nos cabelos, iria ao banheiro retocar o batom, para depois voltar e se sentar sorridente bem ao lado do marido, enroscando seu braço no dele. No entanto, por mais que disfarçasse, a outra seria alvo de sua atenção. Tentaria uma aproximação casual para levantar uma série de perguntas sobre a vida de Natasha, sua profissão, seus gostos e desgostos. Com certeza, também imporia seu papel na vida de Daniel ao falar dos tempos de namoro, do casamento, dos filhos. Milene iria se apegar à estrutura familiar estável de anos, onde, como esposa, tinha lugar certo.

E com tudo isso, poderia afastar Natasha para sempre.

Natasha, por outro lado, iria ouvi-la em silêncio, observá-la com a atenção fixa em seus gestos e, de vez em quando, lançaria um rápido olhar para Daniel, como quem joga uma pergunta no ar. Era bem mais casado do que quisera demonstrar. "Um coitado!", pensaria ela. Um homem iludido com uma liberdade que não tinha. E, sem mostrar qualquer decepção que poderia estar sentindo, daria uma desculpa para ir conversar com outro convidado ali na sala.

Daniel passou a mão nos olhos cansados.

Não sabia se era pior a imagem de coitado ou de canalha. É claro que não era nem uma coisa nem outra; estava, sim, preso em uma grande armadilha do destino.

Daniel puxou o travesseiro de Milene para perto de si.

Da fronha vinha um cheiro conhecido, confortante. Tinha um reconhecimento profundo por sua mulher, e quem sabe, ainda a amava, um amor tranquilo, preservado das explosões da paixão, e que em nada correspondia às fantasias intensas que viviam dentro dele naquele momento. Passados os anos, ele e Milene mantinham o companheirismo que pode surgir quando a paixão desvanece, deixa um lugar vazio, morno, sem euforia. Ah, como queria voltar ao estado interior antes de Natasha! Antes de viver dentro de si a empolgação desmedida, a falta do sono, os pensamentos fixos. Infernais.

Como queria arrancar do próprio corpo aquele *pathos*! A doença da alma que arrasta o homem para dentro de sua tragédia. Padecia do mesmo mal que acompanhara, por tantas vezes, do outro lado da mesa, diante da tela de computador e do prontuário médico. Como se medicamentos bastassem. Ele, protegido pela sua rotina segura, como um escudo contra o imponderável, tentara ajudar durante anos pessoas em busca de uma cura para certas compulsões. Mas agora via que não conseguia se desvencilhar daquele desejo fixo, como se já fosse um vício da mente, e só lhe restava esperar o tempo eliminar todas essas sintomatologias.

Olhou para o teto mais uma vez. Logo Milene se deitaria ao seu lado. Seu corpo quente e macio lhe daria vontade de envolvê-la de súbito. Entraria nela de súbito. Mas a mente foi além. Natasha se aproximava da cama em uma fina camisola que lhe cobriria apenas as partes íntimas, deixando à mostra suas pernas longas e bem feitas. Queria mergulhar em suas curvas e encontrar estradas inimagináveis.

Ouviu Milene desligar a tevê. Virou-se para o lado e apagou o abajur antes que ela entrasse. Ela não merecia aquilo.

Após alguns dias de trabalho, chegou o aniversário de Ervin.

Daniel olhava pelo terraço, naquele fim de tarde de sábado, quando Milene voltou do cabeleireiro. Bem penteada, foi para o quarto sem lhe dizer nada. Ele também tinha de se arrumar para o compromisso na casa de Ervin. Prontos, saíram.

Durante o trajeto, Daniel pouco conversou e, enquanto estacionava, viu-a pegar uma pequena escova para ajeitar os cabelos. Depois, mexeu mais um pouco na bolsa e tirou um batom. Daniel diminuiu a velocidade.

— É aqui? – perguntou ela retocando os lábios e apontando para a casa em frente a uma grande amoreira.

— É. Parece que já tem convidados – disse ao observar carros ali parados.

Da calçada, era possível ver a sala iluminada que sumia da vista à medida que se aproximavam do portão. Milene correu ao seu lado, naquele andar que ele bem conhecia, rápido, mas cauteloso, devido aos sapatos mais altos do que de costume, e lhe deu a mão para atravessar a rua. Daniel se soltou de Milene para tocar a campainha e cruzou os braços, calado, como se assim pudesse evitar que ela fizesse algum comentário ou alguma pergunta.

— Demoram sempre assim? – quis saber ela num tom que ele julgou conter alguma curiosidade pessoal.

— A casa é grande, tem muitas escadas.

Nesse momento, ouviram-se passos. Logo, ouviu-se também a chave girar do lado de dentro. O portão abriu-se.

Havia pouca claridade, mas Daniel notou os sapatos escuros, meio marrons, de salto alto, que, combinados com o vestido estampado que caía solto à altura dos joelhos de Natasha, revelavam que era um dia de festa.

Depararam-se. O desconcerto fez-se maior do que imaginava. Por que não tinha ido para a praia?

— Como vai, doutor Daniel? – perguntou Natasha jogando um rápido olhar para Milene.

Daniel sentiu o braço de Milene se entrelaçar ao seu, e, como se ela estivesse de posse daquilo que lhe pertencia, fitava a outra, enquanto ele, apertado entre o papel de marido e os seus desejos calados, pôde apenas se fixar por mais um instante nos pés daquela que lhe instigava pensamentos proibidos.

Após as apresentações e os cumprimentos, Natasha fez um gesto para que subissem. Daniel ia sem pressa, deixando Milene avançar até o *hall*, pois precisava encontrar uma maneira de olhar para trás. Ouviu o corpo de Natasha se movimentar, parecendo que o tocava, sem querer, com o calor de sua respiração meio ofegante.

Olhou para cima. Milene entrou. Teve o ímpeto de se apressar para ao menos apresentar a esposa, mas parou. Virou-se e viu os olhos de Natasha, profundos, como se penetrassem no enrosco em que seus pensamentos o metiam. Queria lhe dizer alguma coisa, qualquer coisa, somente para não perder o laço que começara a ligá-los com mais intimidade na última conversa que tiveram ali mesmo naquele portão. Mas ela apenas sorriu e abaixou os olhos para recomeçar seus passos. E quando ia enfim perguntar como havia passado o pai nos últimos dias, dona Margarida apareceu na porta de entrada, com o semblante sério de quem quer observar detalhes.

Muito diferente de suas visitas anteriores, a sala estava maior e animada por vozes diversas que se confundiam no ambiente. Daniel notou a presença de duas mulheres que conversavam no sofá onde algumas almofadas coloridas se destacavam do couro claro. Uma bem mais jovem tentava se expressar com gestos, num português de sobrevivência misturado a frases que pronunciava com espontaneidade em sua língua natal. A outra a ouvia e de vez em quando movimentava a cabeça em sinal de afirmação. No outro sofá, sentava-se um homem, nem velho nem moço, bem perto da costumeira poltrona de Ervin, e Lamartine, o velho amigo, na cadeira ao lado. Duas crianças brincavam no tapete, entretidas com algum jogo.

Dona Margarida os apresentou a todos. A irmã de Ervin, o filho com a nora e as crianças, estes vindos do Canadá para uma curta temporada. Daniel se sentou ao lado de Alberto, enquanto as duas mulheres tentavam integrar Milene em suas conversas.

— Então, é o médico de meu pai? – perguntou ele.

— Exato.

— Precisamos entrar com pedido de interdição judicial. Meu pai não tem mais condições de ser responsável por ele mesmo. No outro dia, pôs minha mãe louca. Quase vendeu a casa.

Daniel olhou para Ervin, que parecia não ouvir nada do que Lamartine lhe falava. O semblante de seu paciente tinha uma placidez que tocou a ferida que lhe ia latente dentro da alma. Mas, logo Daniel ouviu a voz de Alberto e desviou os olhos de Ervin, tentando manter a equanimidade que cabia a um médico.

— Não acha que é a hora, doutor Daniel?

— Tem razão. Chegou o momento de seu pai não responder mais por si. Vou providenciar o atestado e vocês dão prosseguimento ao processo.

— Ótimo – respondeu ele, voltando a se calar.

Observou mais uma vez seu paciente e se incomodou. A ausência de Ervin doía, a consciência, a sábia consciência daquele homem se mostrava muito longe dali.

Quantas vezes não vira sua avó com essa apatia desconcertante, que o entristecia de maneira crescente a ponto de se enfurecer com o destino. Quantas vezes não tivera vontade de bater sua cabeça na parede até desmaiar para não sentir a dor do abandono. Sua avó nunca tentou vender a casa, mas gastava toda a pensão em poucos dias, até que não pôde mais receber em seu nome. No entanto, queria o dinheiro e a mãe lhe dava muitas notas de pouco valor que ela enrolava e guardava em uma bolsinha estampada de preto e vermelho, com um fecho à moda antiga, feito de duas bolinhas que se entrelaçavam com um pouco de pressão: para fora, abria-se e para dentro, fechava-se. Um dia, porém, Daniel entrou na sala de jantar e viu a mãe chorar enquanto guardava uns papéis dentro do envelope. A tal da advogada estava ali, e sua tia também. Lembrou-se de a mãe secar as lágrimas com a manga da blusa e dizer que não conseguia aceitar aquilo.

No entanto, o filho de Ervin ali sentado, vindo de longe, afirmava com uma objetividade inegável que era chegada a hora da interdição.

Sim, a hora da interdição, pois Ervin não podia mais ser Ervin diante da lei.

Um cheiro apetitoso invadiu a sala e logo Natasha apareceu, avisando que dona Margarida já ia servir o jantar. As pessoas se levantaram ainda no meio das conversas, menos Ervin. Percebendo talvez que algo ia mal, Natasha se aproximou do pai para lhe dizer algumas palavras. Porém, mal se agachou, ele se ergueu e disse em voz alta:

— Não vou, não vou. Preciso esperar a família!

— Já estão todos aqui, pai – garantiu Natasha, apontando para os convidados.

Ervin parecia observar um a um, percorrendo o olhar pela sala, e respondeu como quem se mostra desolado:

— Não estão... – e em seguida gritou para a filha. — Mentirosa!

Aquele grito calou os presentes e um silêncio instantâneo se fez. Ninguém quase se mexeu e a respiração no ambiente pareceu suspensa.

Ervin se sentou de novo e começou a contar nos dedos:

— Falta dona Salete, seu Antônio, Pedro, Tadeu, Júlia e... dona... dona... Nanina.

Natasha estendeu a mão para o pai, dizendo-lhe algo que Daniel não conseguiu ouvir, mas dali, podia observá-la em sua postura centrada, altiva, o quadril levemente jogado para um dos lados, acentuando a curvatura da cintura, até que, de repente, assustou-se com uma voz que o tirou da contemplação.

— São meus sogros, imagina. Morreram há mais de 20 anos.

Daniel se virou e se deparou com dona Margarida. Numa tentativa de confortá-la, respondeu:

— É assim mesmo. Ervin pode esquecer quem viu há cinco minutos, mas mantém na memória as pessoas de seu passado mais distante, em especial as pessoas da infância.

— Pois é, ele nem reconheceu o filho. Fez confusão quando o viu, pensou que fosse o ex-marido de Natasha. Atirou palavras duras, disse que ele era a tragédia da família. Xingou-o por todos os piores nomes que podem existir. Ah, o doutor não imagina o que temos passado por aqui.

— Claro que imagino – afirmou em voz baixa.

— Viu? Até a Nanina ele está esperando.

— Nanina? Alguém da família?

— Quase. Trabalhou 12 anos na casa de Ervin, criou todas as crianças ali, Ervin e os irmãos.

Incomodado com a impassibilidade de todos, e ainda se sentindo responsável pelo bem-estar de Ervin, Daniel recomendou:

— Dona Margarida, se todos continuarem a olhá-lo dessa maneira, como se fosse anormal, ele não vai sair do lugar. É melhor deixá-lo só com Natasha, e no momento certo, ele vem. Uma situação assim pode fazê-lo achar que todos estão contra ele.

— O que faço então?

— Peça às pessoas para irem jantar.

Margarida aceitou a sugestão de Daniel e, com delicadeza, aproximou-se de cada um, pedindo que não esperassem por Ervin.

A incompreensão podia ser um sentimento vivo no doente de Alzheimer, e Daniel tentava se colocar no lugar de Ervin, olhar para todos quase como estranhos e ainda ter a certeza de que os familiares estavam chegando. A negação de tudo que poderia ser uma esperança para sua solidão somente aumentava sua dor. Assim, Natasha tentava convencê-lo em vão.

As crianças foram as primeiras a correr em direção à sala de jantar, Alberto e Lamartine se levantaram com tranquilidade, e as três mulheres, incluindo Milene, sem interromper a conversa, fizeram como todos.

— Você não vem? – perguntou Milene ao passar por Daniel, que continuava em pé sob o batente que dividia a sala do *hall* de entrada.

— Vá indo, preciso ver o que acontece aqui – disse, sem desviar a atenção de Ervin.

Milene parou ao seu lado, como se fosse esperá-lo. Ninguém mais se encontrava ali, além de Natasha, agachada, segurando as mãos do pai que continuava a perguntar onde estavam todos. Daniel se irritou com a pressão que sentiu vir de Milene. Ele tinha que estar ali, era um atendimento médico, por que ela não compreendia?

— Milene, vai indo. Eu já vou – repetiu em voz baixa.

Ela o deixou sem que ele visse a expressão de seu rosto. Mas podia imaginar o olhar sério, as sobrancelhas arqueadas, como quem quer descobrir algo que está no ar. Nesse momento, Daniel chegou perto de Natasha e a puxou com delicadeza pelo braço para que se afastasse um pouco do pai. Ela ficou em pé, calada, a expressão séria.

— Concorde com ele. Diga que logo os pais e os irmãos estarão aqui.

— Mentir? Não posso.

Daniel arregalou sutilmente as sobrancelhas e levantou os ombros, como se aquela mentira fosse a única alternativa, mas afinal, não tão grave, pois se justificava para garantir a paz de Ervin.

— Para que enervá-lo, Natasha? Não vai entender a realidade, somente vai aumentar sua resistência.

— Tem certeza?

— Sim.

— Mas ele não vai ver quem ele quer. Vai ser pior – respondeu ela quase num sussurro.

— Ele vai esquecer.

— E se não esquecer?

— Concorde sempre. Não adianta entrar em conflito. Só lhe causa mais sofrimento.

— Não gosto de mentir.

— Pelo bem de seu pai, Natasha.

Natasha suspirou.

— Todos já estão chegando, pai, fica tranquilo.

— Estão... Chegando? - repetiu pronunciando de maneira pausada cada fonema.

Natasha estendeu a mão mais uma vez e respondeu:

— Sim. Venha, pai, me acompanhe.

Ervin se levantou com dificuldade, pelo olhar, parecia crédulo, meio assustado, como uma criança na expectativa de algo que está por vir. Caminharam os três para a sala de jantar onde todos aguardavam sentados que Margarida entrasse com as travessas. Sobre a mesa havia uma grande salada bem enfeitada, colorindo o cenário branco das louças e da toalha, quando saiu da cozinha, nas mãos de Margarida, uma travessa de canelones mergulhados em molho farto, que emergiam da cobertura vermelha salpicada de queijo parmesão ralado em grossas lascas. Natasha, que correra para ajudá-la assim que acomodou o pai na cadeira, trouxe outra travessa por onde se dispunham numerosas fatias de carne regada com molho de *champignons*, que deixou num espaço da mesa, para depois se sentar.

Após os elogios a Margarida pelo sabor dos pratos, os convidados conversavam bastante e as vozes misturadas causavam um burburinho no ar que aumentava conforme a exaltação de alguns. Numa ponta da mesa, Lamartine contava com entusiasmo para Alberto sobre uma viagem que fizera anos atrás com a esposa, Ervin e Margarida, enfatizando as qualidades do amigo. Ervin, sentado à cabeceira, não se manifestava e Margarida, em frente a Lamartine, acrescentava detalhes às histórias rememoradas por ele.

No meio da mesa, a irmã de Ervin tentava entender o que dizia Susan, a nora canadense, e Daniel na outra ponta da mesa, espremido entre Milene e Natasha. De repente, Milene quebrou o constrangimento inicial e perguntou:

— Você faz o quê?

Natasha passou o guardanapo de linho branco com delicadeza em seus lábios e disse:

— Sou psicóloga. E você?

— Eu? Já sou pós-graduada em ser mãe e esposa – disse rindo, olhando para Daniel.

— É muito trabalhoso, nem imagino o quanto.

— Se não tem filhos, não pode imaginar – respondeu Milene.

— Mas admiro quem se dedica a cuidar da família. Um trabalho que ninguém reconhece, mas é o cerne de qualquer sociedade. Quanta gente aparece no consultório porque não teve o calor da mãe na infância. Passam a vida inteira buscando essa proteção que não encontram fora. Depois, somente podem encontrar em si mesmos. Mas é uma luta.

— Está vendo, Daniel? – perguntou Milene como se ele não reconhecesse seu papel. — Precisa valorizar mais o que faço. Seus filhos não vão ter esses problemas.

— Nunca desvalorizei o que você faz, Milene, muito pelo contrário – respondeu com o semblante sério.

— Já ouviu o ditado que santo de casa não faz milagres? – perguntou Milene olhando para Natasha. — É a pura verdade.

Daniel percebeu que Natasha o olhou de relance.

— Acredito que seu marido valorize seus cuidados com os filhos porque sabe como é importante a primeira infância para a vida posterior – disse ela.

— Puxa, Natasha – disse Milene. — Acho que preciso fazer algumas sessões de terapia. Mas não muitas. Terapia em excesso deixa as pessoas egoístas. Já vi muitas mulheres pedirem a separação depois de alguns anos de tratamento.

Natasha riu e explicou:

— Não é egoísmo. É que a pessoa acaba tendo coragem de assumir o que é. Fica menos presa aos papéis, às opiniões alheias e deixa nascer sua verdadeira vontade. Mas isso vem com a idade, também. Um jovem sempre precisa de aprovação externa, mas conforme os anos passam, se existe um trabalho de autoconhecimento, a referência se torna interna.

— Olha, Daniel, acho que encontrei uma psicóloga para mim – disse ela, cutucando o marido. E rindo.

Natasha e Daniel se entreolharam e ele notou um leve rubor na sua face delicada.

— Terapia é bom, Milene, mas não pode ser comigo – afirmou Natasha.

— Por que não?

— Porque já conheço seu marido.

— Conhece? Conhece como? – perguntou Milene com a voz firme, o rosto sério.

Natasha apenas esboçou um sorriso de quem se resguarda. O ar começou a ficar pouco e Daniel se apertava, constrangido, era quase uma tortura aquele perigoso diálogo.

Milene se posicionou na cadeira e pegou o copo de vinho para dar um gole. Por conhecê-la tão bem, sabia o que lhe passava na mente. Um ciúme capaz de arrancar todo o bom-senso que sobrava. A frase dúbia de Natasha teria sido intencional? Não importava. O fato era que deixava espaço para diversas interpretações. E, não bastasse aquela sensação de estar apertado em volta de todo o corpo, privado de movimentos, Daniel ainda notou o olhar sério de Margarida do outro lado da mesa.

Nesse momento, as outras duas mulheres ali sentadas pararam de falar e olharam para os três. Lamartine pareceu não perceber nada e continuou a conversar com Alberto, que notadamente dividia a atenção para saber o que se passava do outro lado da mesa. Daniel, por sua vez, tentou remediar.

— Ora, sou médico de Ervin. E, é natural que...

— Que se conheçam, claro – cortou Milene.

As palavras de Milene desafiavam a tranquilidade daquele jantar e tudo teria passado despercebido não fosse o tom mais elevado, tendendo à ironia. Margarida se levantou para tirar os pratos e Natasha pediu licença para ajudar a mãe.

Daniel passou a sobremesa em silêncio. Milene se pôs a conversar com a esposa de Alberto, ao seu lado, enquanto Natasha permaneceu na cozinha por algum tempo e a única coisa que se podia saber sobre o que ela fazia lá dentro vinha do leve barulho de louças que adentrava a sala de jantar. Logo, Natasha apareceu com o bolo e as velas ainda apagadas, fincadas entre os morangos que decoravam a cobertura branca. Ervin sorriu pela primeira vez naquela noite.

— Onde está o ani... aniversário? – perguntou ele.

— Aniversariante. É você mesmo, Ervin – disse Margarida, enquanto observava Natasha acender as velas.

— Eu? – indagou ainda sorrindo, mostrando-se feliz quando ouviu a música e as palmas que acompanhavam cada verso cantado por todos ao mesmo tempo.

Foi um momento de descontração e Daniel aproveitou para se afastar daquele fatídico lugar em que se sentara, para abraçar o paciente, pois também tinha pressa em ir-se embora. E assim que os cumprimentos se fizeram, chamou Milene com a desculpa de que se sentia cansado.

— Parabéns pela sua esposa, doutor Daniel – disse Margarida ao acompanhá-los ao *hall*.

Mas, sem vontade de responder ao comentário de Margarida, Daniel mudou de assunto.

— Foi um momento muito bom para Ervin. Fico feliz com isso.

— Pois já vai? – intrometeu-se Lamartine se aproximando deles. — Não vai ouvir um pouco de música? Colocaremos Mozart, Ervin gosta.

— Não, já vou indo, Lamartine. Amanhã o dia começa cedo. Mas a música faz muito bem para Ervin. Recomendação médica, dona Margarida. Deixe-o ouvir um pouco por dia, e se possível à mesma hora.

— Não lhe disse que Daniel era um médico muito dedicado? – disse Lamartine voltando-se para Margarida.

— E é mesmo – respondeu ela, olhando para Natasha que vinha em sua direção. Depois, virando-se para Milene, que desde o início permanecia ao lado de Daniel, continuou: — Deve ser mesmo um marido perfeito.

— Não posso me queixar – afirmou Milene abraçando-se a ele, no momento em que Natasha chegou para se despedir.

Com os cabelos presos à nuca, Natasha os observou. Algumas mechas lhe caíam soltas, como se tivessem escapado da fivela. Daniel olhou para baixo. Não queria fitá-la por mais tempo do que permitia um olhar casual.

O contato do corpo de Milene se tornava pesado. Tinha que ir embora dali. Não suportava mais toda aquela incoerência que se instalara em sua vida emocional. Abraçado a uma, desejando outra. Não. Não era homem de pouco caráter. O braço de Milene o incomodava e não podia fazer nada. Era a esposa e a quem deveria demonstrar fidelidade. Especialmente diante de todos.

— Obrigado pelo jantar, dona Margarida, mas temos que ir – disse ele.

Percebeu que Natasha o encarava. Milene o encarava. E ele se fixava em dona Margarida, estendendo-lhe a mão para depois lhe dar um beijo na face. Daniel se despediu das outras pessoas e a noite finalmente parecia terminar em paz, quando ouviu os gritos de Ervin se aproximando. Ele surgiu no *hall*, esbravejando sempre a mesma frase:

— Essa tragédia na família! Essa tragédia!

Alberto vinha atrás.

— Sou seu filho, pai, não sou o tal que você pensa.

— *Look at him, please, he's your son* – repetiu a canadense como se pudesse convencer o sogro.

— É seu filho: Alberto. Não se lembra, Ervin? – enfatizou Margarida, tentando segurar as mãos do marido que se agitavam sem parar. Mas Ervin, não suportando a contrariedade, empurrou-a com violência contra a mesa do hall.

Natasha interferiu.

— De novo essa história, pai? – perguntou ela, tentando fazer-lhe um carinho do qual se esquivou. E abraçou a mãe que chorava, como se pudesse protegê-la daquele sofrimento.

No meio da confusão familiar, a nora pronunciava frases em inglês, mal conseguindo controlar o choro. As crianças pararam de brincar e, com os olhos bem arregalados, observaram caladas toda aquela cena.

Lamartine disse algo para Ervin, que não dava ouvidos a ninguém.

— Essa tragédia! Essa tragédia...

— O que fazemos nesse caso, doutor? – perguntou Alberto.

— É melhor amparar sua mãe. Tirá-la daqui nesse momento. Ela precisa se acalmar. Deixe que eu fico com Ervin. Quando o ambiente estiver tranquilo, ele se acalmará.

— Sim – concordou Lamartine. — O desespero das pessoas acaba por desequilibrá-lo ainda mais.

Margarida cobria o rosto com as mãos. A irmã de Ervin, até então calada, e meio afastada de tudo aquilo, pediu a Natasha que levasse Margarida para o quarto, enquanto ela lhe prepararia um chá de camomila bem forte. Em seguida, mãe e filha subiram as escadas e desapareceram pelo corredor acima. Alberto foi para a sala e ligou a tevê, enquanto sua esposa conversava baixinho com as crianças.

— O que você vai fazer, agora? – perguntou Milene a Daniel.

— Uma tragédia... – continuava Ervin a dizer.

— Vou esperar que ele se acalme.

— A que horas vamos embora? – quis saber ela num tom de voz que não deixava que outras pessoas a ouvissem.

— Não sei, Milene. Não tenho a mínima ideia.

Daniel e Lamartine permaneceram juntos a Ervin, até que ele se tranquilizou.

— Quando vamos comer? – perguntou ele, fitando Daniel.

— Daqui a pouco. Primeiro vamos subir e descansar.

Assim, Daniel chamou Alberto e a esposa para medicarem Ervin e o conduzirem à parte íntima da casa, onde poderia dormir.

Acalmado o ambiente, Daniel e Milene saíram e entraram no carro. Já era tarde. As ruas tinham muito movimento. Muitas pessoas cairiam na noite e dirigiriam apressadas. Daniel pensava na necessidade de um cuidador para Ervin. Margarida não ia mais suportar. Nem Natasha, frágil, sofrendo de um desespero que ele conhecia.

O silêncio no carro predominou até metade do caminho.

De repente, Milene comentou:

— Presunçosa aquela mulher.

— Que mulher?

— Natasha. Se acha superior a todo mundo.

— Ah...

— Por que você não diz nada? – cutucou ela.

— Não estou preocupado com isso.

— Não?

Desviando um pouco a atenção da frente, Daniel a olhou de relance.

— Não, Milene. Penso na família que vai ter que contratar alguém que fique com Ervin, me preocupo com dona Margarida.

Ah, essa é boa.

— Do que você está falando?

— Acha que fiquei cega? Você não tirou os olhos daquela mulher e agora diz que está pensando na família do seu paciente?

— Olha, se você não acredita, não posso fazer nada.

Milene olhava pela janela do carro, e ele podia ouvir a respiração acelerada.

— Não consigo acreditar no que você diz, Daniel. Sou mulher, vi bem como você ficou obcecado por ela, e agora tenta me convencer de que está pensando na família. Não seja ridículo, "doutor" Daniel. Pode enganar todo o mundo, menos a mim!

— Não tento convencer você de nada – respondeu ele, mais irritado. — Sabe por quê? Porque não tenho nada para esconder.

— Não?

— Não! Você está entrando numa paranoia, não vê?

— Eu? Paranoia? Ah, pois sim. Eu me senti como um enfeite do seu lado, fazendo papel de idiota. E sabe de uma coisa? Não aguento essa hipocrisia, a sua hipocrisia!

— Milene, estou cansado, foi uma noite difícil, eu ainda me lembro como era doído aguentar as crises da minha avó, e você fica desconfiada, achando que eu sou o quê?

— Sua avó! Que desculpa é essa, agora? – disse ela já aos berros. — Pensa que sou tonta? – E, emendando uma fala atrás da outra, continuou. — Você acha que vai desviar o assunto, falando desse trauma passado?

— Você não entende nada desse trauma. E nunca quis me ouvir.

— Mas entendo de clima. E não adianta me sensibilizar com sentimentalismo barato. Porque sua avó não tem nada a ver com isso! A avó... ora essa! Vi o que rolava ali entre vocês. Você comeu aquela mulher com os olhos, comeu! Se é que já não comeu de verdade.

— Chega, Milene. Chega! – foi a vez de ele gritar e, sentindo-se fora de si, teve de parar o carro próximo à calçada. — Não aguento mais essas acusações! – E tornando-se mais calmo, continuou. — Sempre foi assim, esse ciúme infundado que você tem. Eu nunca lhe dei motivo, dei?

Milene tinha a cabeça entre as mãos.

— Só me deu motivos, a vida toda... Você casou comigo porque eu estava grávida. Você nunca me amou, Daniel. Já esqueceu as outras?

— Isso é passado. A gente nem tinha se casado, eu era muito jovem, não pensava no que eu fazia. Ia indo. Esquece tudo isso, Milene, por favor!

— Como vou esquecer se hoje você faz a mesma coisa? Fica fissurado em uma mulher que não é a sua.

Daniel bateu as mãos várias vezes na direção. Olhou pelo espelho retrovisor. Nenhum carro, nenhuma pessoa. Queria mudar o foco da conversa.

— Você não tem ideia do que eles estão passando com o Alzheimer. É uma situação muito difícil para a família.

— Eu não quero ouvir mais nada dessa família! Muito menos de Alzheimer. Tenho raiva dessa doença – gritava Milene desaguando todas as lágrimas até então contidas, num soluço ininterrupto. E Daniel, tentando voltar à calma, retomou a direção sem dizer nada até chegar à garagem. Mal tirou a chave do contato, Milene saiu batendo a porta de uma maneira que parecia que ia destruir o carro. Queria batê-lo na cara, com certeza, e com muita força. Ele também desejava fazer o mesmo, não fosse um momento de lucidez no meio dos ânimos aflorados em fúria intensa que lhe tiravam a razão.

Os segundos da subida até o apartamento sugeriam um tempo que demorava a terminar. Era um dos raros momentos em que se podia ouvir o som das coisas, o elevador se deslocando, a respiração, o constrangimento.

Daniel colocou a chave na porta e assim que a abriu, Milene passou por ele de forma abrupta. Andou a passos rápidos para o quarto, fechou a porta. A chave deu duas voltas do lado de dentro.

Pronto. Agora só lhe sobrava o sofá. Melhor assim.

Foi até a cozinha, bebeu água e voltou para a sala. Jogou-se nas almofadas e arrancou os sapatos com os próprios pés. Tentou se ajeitar naquele espaço muito menor do que a cama. Do que metade da cama. Tirou a camisa de dentro da calça e abriu o botão. Sentia-se preso nas próprias roupas.

Na falta de um travesseiro, colocou os braços atrás da nuca e fechou os olhos.

A mente não se aquietava. Tudo o que acabara de vivenciar invadia-o com prepotência e ele não conseguia apagar as cenas daquela noite.

Pegou a almofada da poltrona. Queria dormir logo. Virou-se mais uma vez. Tudo estava quente, o sofá, o corpo, a cabeça. Levantou-se e foi até o terraço.

A rua tinha o clarão das luzes dos postes e ninguém caminhava por ali àquela hora. Tudo se mostrava desértico, quase fantasmagórico.

Milene não o compreendia. Não tinha a menor ideia do drama do Alzheimer. Só pensava em tolices, movida pelo sentimento de posse. Achava que podia até controlar suas fantasias. Que ideia absurda! As mulheres tinham essa pretensão e sofriam de maneira desnecessária, pois ele não tinha a menor intenção de deixá-la.

Passou a mão pelos cabelos e voltou para o sofá. Deitou-se mais uma vez para tentar dormir. Os olhos se fecharam à força, mas os pensamentos borbulhavam na mente.

Na verdade, a desconfiança de Milene tinha razão de existir. Intrigou-se. Será que a olhara de tal maneira que todos notaram suas intenções? Sentiu-se invadido. Um desejo tão íntimo que tentava esconder, um sentimento que poderia prejudicar até sua reputação de médico, como poderia ser exposto assim em uma crise de ciúme?

Desejava viver em paz com Milene, mas Natasha não saía da cabeça. Por que se metera nessa encruzilhada? Queria conversar com Natasha, contar seus dramas, e ela o compreenderia.

Natasha vivia o drama de ver alguém morrer aos poucos. Milene jamais havia experimentado essa dor.

Lembrou-se da infância. Nem sempre podia contar com a mãe, pois ela sofria com o Alzheimer da avó, tornando-se aos poucos mais distante dele, amargurada e sempre exausta. Não tinha ânimo para ajudá-lo em suas lições, nem o mandava tomar banho antes do jantar, sempre tensa pelo que poderia acontecer no minuto seguinte. Ciente de que não poderia ser mais um problema na vida dela, Daniel aprendeu a se virar muito cedo. Aprendeu, também, que muitas vezes a dor da solidão existe, mesmo estando entre pessoas.

A morte da avó, mesmo esperada, foi um choque. Difícil conviver com a ideia de que aquele velho rosto nunca mais seria visto. No entanto, a perda da avó que ele tanto amara lhe causou um sentimento contraditório que tentava encobrir de todos, na esperança de que a mãe voltasse a cuidar dele como antes. Sabia que aquele momento marcava-se por profunda tristeza, mas, no íntimo, tinha uma pequena dose de alívio, pois, apesar da saudade da avó, a mãe voltaria a se preocupar com ele.

No entanto, a mãe não conseguiu reencontrar as forças que havia perdido ao longo daquele tempo desgastante, e adoecera. Primeiro veio a depressão, e anos depois, a doença fatal. Daniel percebeu uma agulhada na altura do coração. Aquela culpa jamais se aquietara, pois como filho não havia sido capaz de amenizar o sofrimento da mãe. Como filho, não fora bom o suficiente para que ela superasse os fatos.

Ouviu o barulho do chuveiro. Milene estaria tentando relaxar debaixo da água quente.

Uma inquietação fez com que Daniel se sentasse. Amanhã teria um grande problema para resolver. Suspirou. Não ia resolver nunca aquela questão. Nunca. Porque por mais que Milene aceitasse suas justificativas, seriam todas falsas, todas uma máscara que vestia para não perder a reputação de marido e de doutor. Vivia o atordoamento de não ser realidade o que diria a Milene, pois os gestos da outra, o cheiro da outra, e os breves momentos em que roçaram sem querer a pele um no outro em um encontro casual, povoavam sua mente.

A outra. Sempre a única via que pode conduzir à felicidade quando o amor já morreu na rotina. Pois queria, sim, possuir aquela que lhe instigava a força masculina a imperar sobre todas as convenções, todas as responsabilidades assumidas, e, impor a ela seu triunfo como homem seria antes de tudo uma vitória sobre si mesmo.

Na manhã seguinte, Daniel despertou com uma movimentação inesperada para um domingo. O barulho vinha da cozinha e pelo jeito Milene já preparava o café. Após uma noite inteira tentando encontrar uma posição confortável, seu corpo doía. A água jorrava da torneira e batia na pia. O barulho o atormentava como uma torrente a invadir seus ouvidos.

— Você dormiu aí, pai?

Daniel abriu os olhos.

— Sim, Felipe, ontem vi um filme e acabei pegando no sono – respondeu ele ao filho como única desculpa que lhe viera na cabeça.

Felipe permaneceu parado, como se o esperasse se levantar, e por fim disse:

— Você ainda vai se trocar?

— Trocar? – olhou-se. Estava de roupas. Deu uma risada, sentou-se e puxou o filho para seu lado. — Por que levantaram tão cedo?

— Você não vai com a gente?

— Aonde?

— No sítio da tia Neusinha.

— Não, não vou. Tenho um trabalho hoje. A que horas vocês vão?

— Daqui a pouco. A mamãe me acordou nervosa e já está na cozinha fazendo o café.

De repente a voz de Milene chegou até a sala.

— Anda, Felipe, vamos logo! Seu irmão já está acabando de comer.

— Vai, filho, depois você me conta como foi – disse Daniel para depois lhe dar um beijo na testa.

Então, iam sair assim cedo. Com certeza Milene havia providenciado aquele programa às pressas, para não ter que olhá-lo durante todo o dia.

O domingo passou vagaroso. Daniel comeu só, caminhou com Toby e permaneceu o resto do tempo no terraço a olhar a paisagem. Pessoas andavam na calçada em ritmo de passeio, alguns carros transitavam pela rua, e as copas das árvores, intercaladas aos postes de iluminação apagados, mostravam-se quase paralisadas pela ausência de brisa.

No início da noite, Milene e as crianças voltaram. Os meninos, cansados, foram até o pai, deram-lhe boa-noite e foram direto para o banho, e depois iriam dormir para não deixar a mãe nervosa. Milene entrou na cozinha e saiu, passando pela sala como se não houvesse ninguém ali. Mais uma vez Daniel ouviu a porta do quarto fechar e a chave girar do lado de dentro. Foi até lá, aquela situação tinha que ser resolvida.

— Milene, abra a porta.

Silêncio.

— Não vou dormir no sofá de novo. Abra a porta.

Barulho no lado de dentro. A chave girou. Seu rosto surgiu fitando-o, o olhar sério e a boca contraída. Era notório que o encarava a contragosto.

— O que você quer? – perguntou ela.

Daniel entrou e fechou a porta.

— Senta aqui – disse ele. – Vamos conversar.

— Conversar? Já disse tudo o que penso.

— Pois pensa errado.

— Será, Daniel?

Cansado de discutir o mesmo assunto por algo que não tinha feito, pois essa era a verdade, decidiu tocar num ponto que poderia fazê-la recuar em suas acusações.

— Não suporto mais viver com essa sua desconfiança. Mas a gente tem que se entender Milene, mesmo que nosso casamento termine.

— Terminar? O que você está dizendo?

— O que você quer, então? Viver assim? Cheia de desconfianças e eu tendo que aguentar seus rompantes?

— Quero que você me respeite, só isso.

Daniel se levantou. Foi até a janela como se pudesse buscar uma saída para o drama em que se metera. Virou-se para ela e disse:

— Até hoje sempre a respeitei.

Aquilo era verdade. Nunca a havia traído, embora tivesse tido inúmeras chances. E continuou:

— E mesmo que a gente termine nosso casamento, que seja de forma civilizada.

— Civilizada? – perguntou Milene elevando a voz e começando a chorar. — Você me trai e quer que eu aceite? Quer que eu termine o casamento e seja sua amiguinha? Para quê? Para todos dizerem: "Olha, que exemplo, que casal evoluído". Ora, Daniel, não seja tão ridículo!

— Milene, eu não traí você. Não sei de onde você tirou essa ideia fixa.

— No jeito que você olha para ela. Todo mundo vê. Pensa que não? E eu a idiota ali no meio, fazendo papel de esposa. Era melhor ter armado o barraco ali mesmo e acabar com a sua imagem de homem certinho, "doutor" Daniel!

— Você está com raiva, muita raiva. Não consegue ver com objetividade as coisas – disse ele puxando-a com força pelo braço. — E quem tem raiva não vê nada com clareza. Você precisa compreender esse sentimento que tapa a sua visão.

— Ora, "doutor" Daniel, não estou aqui para ser tratada como paciente! E pela objetividade que você tanto preza, bem se vê como essa mulher o abala. Por que não assume? Diz a verdade que vive dentro de você.

— Você está vendo coisas demais. Natasha é filha do meu paciente, me trata como médico do pai, e está sensibilizada com a doença, é só isso, você não entende?

— Ah, coitadinha dela. Até que tenta disfarçar, mas quando olha, minha nossa! Não gosto desse tipo de mulher que seduz um homem casado como se nada estivesse acontecendo. Dissimulada. Aliás, como você. Que casal vocês fazem em nome da mentira!

— Você está fora de controle, Milene! – disse, apertando seu braço.

— Me solta! – gritou ela fazendo um gesto para se desvencilhar. — Me deixe, você está me machucando.

Daniel largou o braço de Milene. Inconformado, fez um gesto lento e negativo com a cabeça. Não acreditava aonde a cena chegava. Milene se sentou na beira da cama, segurou a testa com uma das mãos.

— Quantas vezes já dormiu com ela? Diz aqui na minha cara se você ainda tem um pouco de brio. Quantas vezes?

— Nunca aconteceu nada, eu juro.

— Nunca nem pensou?

Daniel se virou de costas, deu alguns passos até a porta do quarto fechada, abaixou a cabeça pensativo. Voltou para perto de Milene.

— Não importa o que eu penso... O que importa são os fatos.

Milene fitou-o por alguns segundos em silêncio.

— Não acredito no que estou ouvindo – disse ela por fim. – Você está confessando que pensa nela.

— Não estou confessando nada. As fantasias, quando existem, estão fora da realidade, Milene. Lido com isso o dia todo no consultório. Por que entrar nessa questão agora? Eu já disse, você é a minha mulher.

Milene pegou o travesseiro de Daniel e o jogou na cara dele.

— Não quero esse discurso freudiano. Nem quero você na minha cama.

— Milene, fale baixo, os meninos vão ouvir.

— E daí?

— É problema nosso.

— Eles precisam saber que tipo de homem você é.

Daniel se sentou, passou a mão nos cabelos.

— Eu não admito que você coloque meus filhos contra mim. Isso nunca!

— Mostre a verdade para seus filhos.

— A minha verdade é às vezes tão complicada como a de qualquer pessoa. Por que não posso ter erros para você?

— Você é "doutor", cuida de quem tem problemas, deveria saber resolver os seus.

— Ser médico não significa não ter conflitos. Não sou perfeito.

— Não quero um homem perfeito, mas também não quero um homem que pense por um segundo em outra mulher. E agora, saia já daqui. Senão vou começar a gritar para o prédio todo ouvir.

Daniel se levantou e foi para a sala. Ela poderia chegar a um litígio complicado, por ciúmes. Por uma traição que nem havia acontecido. Teve raiva. Raiva de Milene, raiva de si, e a vontade, já que tudo estava perdido mesmo, era ir atrás de Natasha e tornar verdadeiras as acusações de Milene. Mas tudo o que Milene lhe dissera abria uma questão. Natasha o olhava mesmo daquela maneira?

Depois de alguns dias, Milene deixou-o voltar ao quarto. Na primeira noite, fizeram amor e ele lhe garantiu que jamais olharia para outra mulher.

X

Até o final daquele ano, Daniel não voltou à casa de Ervin. Margarida o acompanhava com regularidade e a perda da consciência se acentuava a cada consulta. As funções fisiológicas começavam a ficar fora de controle e a agressividade se tornava um risco para si mesmo e para as pessoas próximas. Margarida entrava num desespero inconsolável e não tinha mais forças para controlar os acessos de Ervin à mesa, pois, muitas vezes, jogava a comida no chão, cuspia no prato e ameaçava os outros com os talheres.

Certa vez, durante uma consulta, ela chorou.

— Sinto-me só, doutor Daniel. Não consigo mais viver a minha vida. Sabe o que eu penso? O doente de Alzheimer consegue enlouquecer todos que estão à sua volta. E eu não aguento mais.

Margarida vivia a angústia de não ter mais forças para enfrentar a situação. E então, naquele mesmo dia, Daniel recomendou a internação de Ervin, que, sentado bem à sua frente, apenas mexia alguns dedos, entrelaçando-os para depois soltá-los e iniciar tudo de novo. De vez em quando, olhava para Daniel, um olhar vazio, sem reconhecimento.

Ervin não conseguia mais responder pela sua vida.
Ervin mal pronunciava uma palavra até o fim.
Ervin vivia a solidão.
A ausência.
E o abandono de si mesmo.

XI

Meados de janeiro do ano seguinte, os meninos passavam as férias com Milene na casa dos avós, no interior. Daniel não podia se ausentar por muito tempo do trabalho, tendo de voltar ao consultório poucos dias após a passagem do ano. Sozinho em casa, lia algo sobre transtorno de ansiedade. Tantas pessoas chegavam até ele buscando cura para sintomas que ele, como médico, identificava como síndrome do pânico, fobia social, transtorno obsessivo-compulsivo. Daniel questionava as causas desses sintomas, pouco visíveis, sempre mergulhadas no inconsciente.

De repente, o celular tocou.

— Alô.

— Doutor Daniel? – disse uma voz masculina.

— Sim.

— É Alberto de Apolinário. Como vai?

— Tudo bem, Alberto, e você?

— Estou indo ao Brasil na segunda-feira. Chego terça-feira para resolver questões do meu pai. Vamos interná-lo em uma clínica. Já queria ter feito isso antes, na minha última viagem, mas minha mãe resistiu bastante. O tempo passou e a situação agora está insustentável.

Daniel permaneceu alguns segundos em silêncio. Não tinham como fugir daquilo. Nem a família, nem o médico.

— É o necessário, Alberto. Inclusive, recomendei a internação à sua mãe no final do ano passado, já que ela acaba assumindo tudo, mesmo tendo alguma ajuda. Ela se mostra muito sensibilizada com o que tem passado e precisa se cuidar também.

— Pois é, doutor Daniel, minha mãe adoeceu.

— Adoeceu?

— Está de cama. Começou com dores na madrugada de domingo passado. Minha irmã a levou ao pronto-socorro e já está tomando medicamentos. Um começo de pneumonia. Foi preciso chegar a esse ponto para minha mãe admitir que não consegue mais. Mas o motivo da minha ligação é a recomendação médica para a internação.

— Claro. Vou deixá-la pronta. Você mesmo vem buscar?

— Sim, na quarta, no fim de tarde. Aí então, se você puder, conversamos um pouco sobre esse processo.

— Sim, aguardo.

Despediram-se. Daniel largou o celular na mesa diante do sofá e esticou as pernas. Há meses não via Natasha e de certa maneira ela já não importunava tanto seus pensamentos. O casamento retomava a tranquilidade e ganhava novos ares sem os acessos de mau humor de Milene.

No início da noite de quarta-feira, Daniel mexia em alguns prontuários enquanto esperava Alberto vir buscar o atestado. O relógio branco, silencioso, apontava quase sete horas. Daniel abriu a gaveta e pegou o relógio redondo, antigo, o mesmo que, apoiado na prateleira da cozinha, ouvia quando esperava a avó preparar o lanche da tarde, tantos anos atrás. Passou a mão no contorno do relógio que ainda fazia o familiar *tic-tic-tic*. Daniel sorriu. Guardou-o de volta na gaveta, mas, num impulso, pegou-o de novo e o colocou ao lado do moderno, digital. Tão diferentes e com a mesma função. Não precisava dos dois ali, a controlar seu tempo. Decidiu então tirar o moderno e fechá-lo na gaveta junto a alguns outros materiais, até que lhe encontrasse um novo lugar.

Pegou um livro na estante que ficava encostada na parede do fundo. O interfone tocou e a secretária avisou que a pessoa que ele aguardava tinha chegado. Daniel fechou o livro. Ia se levantar quando ouviu uma batida na porta. Abriu.

Não era Alberto.

— Natasha, como vai? – perguntou, tentando controlar a surpresa.

— Bem, e você? – respondeu ela, dando-lhe um beijo em seguida. — Alberto não pôde vir. Ele me ligou faz uma hora mais ou menos e pediu para pegar o atestado médico.

Permaneceram em pé, em silêncio, durante dois ou três segundos.

— Entre – disse ele apontando para a cadeira em frente à sua mesa.

Sentaram-se.

— Como você tem passado? – perguntou Daniel.

— Mais ou menos – respondeu Natasha erguendo as sobrancelhas e esboçando um sorriso tímido.

— Soube que sua mãe está doente.

— É verdade. Estou muito preocupada com ela, não bastasse o que passamos com meu pai.

— Vocês visitaram a clínica que recomendei?

— Sim, muito boa. Os profissionais parecem excelentes, e a instalação é ótima, mas eu acho que meu pai vai se sentir muito só. Vai ser difícil nos momentos lúcidos. É isso que não estou suportando.

— A gente precisa fazer escolhas na vida. Nem sempre uma escolha é a melhor, mas a necessária. Sua mãe não pode mais ficar responsável pelos cuidados de Ervin. Essa medida vai devolver a tranquilidade para vocês.

— Tranquilidade? Que tranquilidade, Daniel? Meu pai vai ficar sozinho naquela clínica, nunca mais vai ser o mesmo e você acha que podemos voltar a ter tranquilidade? – contestou-o, como se fosse chorar.

— Eu entendo... – Daniel procurava palavras claras que pudessem acalmá-la. — Sei o quanto é triste para todos, mas temos que agir de acordo com a realidade.

— Não aceito! Não aceito uma doença que não pode ser curada, como se a pessoa entrasse em um túnel escuro sem saída. É uma injustiça do destino.

— Ficar culpando o destino não adianta. Isso só cria mais revolta e o que Ervin precisa é de um ambiente tranquilo, de confiança. Se sua mãe está cansada, o que é natural pela responsabilidade que ela carrega, acaba passando para ele todo esse estado emocional.

— Você está certo, na teoria tudo está sempre certo. A questão é que meu pai já quase não reconhece ninguém, exceto em alguns momentos. – Uma visível tristeza permeou seu sorriso. — Ele tem ainda alguns momentos lúcidos, que são divinos para mim.

Daniel não disse uma palavra. Silenciaram-se, o que parecia uni-los numa cumplicidade dolorosa.

— Por que só quando perdemos algo é que damos valor? Meu pai perdeu a consciência. E perdeu o seu lugar no mundo, tão arduamente conquistado. Por quê? – indignou-se ela.

— Existem perguntas que vão ser perguntas para sempre.

— Você se conforma com isso? Não é médico? Não quer ter resposta para a doença?

Daniel deixou o ar entrar mais profundamente.

— Aceitar a realidade é só o que se pode fazer em certos casos...

— Mas a realidade é que meu pai não vai ter cura – ela suspirou.

— Eu sei – respondeu Daniel em voz baixa, como se assim conseguisse amenizar a dureza de suas palavras.

— Eu me pergunto – continuou Natasha –, o que vive uma pessoa que vai perdendo a consciência?

Daniel permaneceu calado alguns segundos. Como poderia lhe dizer que perder a consciência é viver num abismo? Uma experiência dramática. Quem não teme perder a si mesmo?

Natasha o aguardava e por fim ele disse:

— Perder a consciência é perder todas as referências que se teve na vida. É olhar para o mundo e não se reconhecer. Porque a realidade externa, vivida por cada um de nós, na verdade reflete o que somos dentro.

Natasha arregalou os olhos.

— Não sabia que, além de médico, era filósofo.

Daniel riu.

— Não sou filósofo, só penso em algumas questões de vez em quando. – Fez uma pausa. — Como você.

Natasha mexeu nos cabelos. As mãos brancas contrastavam com as unhas de um rosa escuro que ele teve vontade de tocar.

— Não é por acaso que escolheu a psiquiatria. Só quem gosta do que é quase inatingível pode se intrigar com a mente.

— A mente é um espelho nem sempre fiel à verdade dos fatos. Por isso existem as doenças psíquicas – respondeu Daniel encostando-se no espaldar.

— O que eu sinto, é que meu pai não nos ama mais, porque não nos reconhece. Como se pode perder o amor? – perguntou ela indignada. — No fundo, é essa a maior tristeza que eu sinto – Natasha lançou a Daniel um longo olhar, como se repousasse em um espaço que se criava ali, entre eles, a cada palavra.

Daniel olhou para a janela de onde podia ver a luminosidade alaranjada do sol se pondo e depois a observou mais uma vez. Natasha tinha o cenho contraído, as mãos sobre a mesa mexiam o porta-lápis de madeira. Notava que ela vivia uma inquietude. Mudou o porta-lápis de lugar e, mantendo os olhos fixos naquele objeto, perguntou-lhe se ele sabia que seus pais não tiveram uma vida harmoniosa. Não, Daniel não sabia. Nem mesmo imaginava. Jamais, em momento algum durante as consultas, Ervin ou Margarida falaram da vida pessoal. Decerto, era algo que havia sido encoberto pelo tempo, e o menor toque poderia trazer um sofrimento para o qual se acostumaram a não olhar mais.

E agora Margarida cuidava de Ervin e, segundo Natasha, era uma maneira de se redimir de todos os conflitos do passado. Daniel sentia curiosidade pelas histórias contadas pela metade, das quais só se sabe as consequências. E o que teria acontecido, soube em parte, pelas palavras pensativas de Natasha.

Ervin havia sido uma pessoa rígida. Não se permitia.

— O que ele não se permitia? – perguntou Daniel.

— Sair das obrigações. Eu me lembro do meu pai fechado no escritório. Eu sentia que ele tinha uma tristeza, apesar da vida acadêmica, do prestígio e de todo o seu saber. Eu sei hoje, como psicóloga, que todos nós carregamos nossos conflitos, e não os transformamos enquanto não os vivemos até o fim. É mais fácil correr de si mesmo e entrar num mundo feito de muitos compromissos. Não sei se meu pai se esquivou da própria vida nos livros e no excesso de trabalho.

— Olhar para si exige tomar decisões. Mudar os rumos ou não – afirmou Daniel percebendo que não conseguia fazer nada daquilo na sua própria vida.

— Meu pai não foi flexível, nunca quis rever posições, aceitar o outro em seus limites, sempre foi muito crítico – disse, examinando a caneta de Daniel que acabava de pegar nas mãos. Uma caneta dourada que Milene lhe dera num aniversário de casamento.

— Mas, sabe, meu pai chorou no meu casamento. Minha mãe, não.

— E isso surpreendeu você?

— Não tanto, porque tem uma história aí que aconteceu no passado e eu vi meu pai como um homem sensível. Um dia, acho que eu tinha uns 15 anos, minha mãe descobriu que ele escrevia versos.

— Versos? – surpreendeu-se. — Que tipo de versos?

— De amor – disse ela abaixando a cabeça. — Nunca soubemos se aqueles versos se destinavam a alguém.

— Então, ele também escrevia?

— Sim. Mas nunca quis publicar. Sua autocrítica não lhe permitiu.

— E o que houve entre ele e sua mãe?

— Depois de descobrir o caderno de poemas e jogar na cara dele, minha mãe ficou sem lhe falar por vários dias. Ela se sentiu traída por aquelas palavras de amor que não eram para ela. Eu nunca soube a verdade, quanto à minha mãe, só sei que pareceu se esquecer do assunto. Ou fez que esqueceu.

— Ele pode ter escrito sobre o amor, como tantos grandes poetas que se dedicaram a esse tema.

— Não, Daniel. Você quer justificar uma situação que desconhece. Tenho quase certeza de que ele escreveu inspirado em alguma mulher, o que deixou minha mãe muito ferida. Ferida e irritada. Brigava com ele por tudo.

— Que tipo de irritação?

— Implicância, e até desprezo.

— Sei. E isso mexia com você, não é?

— Claro. Meu pai era um homem reconhecido dentro do mundo da literatura como crítico e pesquisador. Eu me orgulhava muito do prestígio que ele tinha.

Daniel nada disse, e aguardou Natasha prosseguir seu relato após alguns instantes calada.

— Para mim, o que minha mãe nutriu esses anos todos foi raiva do meu pai, porque, no fundo, sentia-se rejeitada por ele. Coisas da cabeça, um tanto complicadas. E ele era um homem muito procurado para palestras, congressos, estava sempre em evidência.

Natasha suspirou pensativa. Como se fizesse uma breve viagem para dentro de suas lembranças.

— Minha mãe dizia que a literatura era uma ilusão, um devaneio... E que o mundo andaria muito bem sem devaneios.

— E seu pai?

— Meu pai já nem a ouvia mais. E mesmo assim viveram juntos até hoje, mesmo com todas as desconfianças de que ele tenha vivido uma paixão.

— Muitas mulheres agem assim para preservar a família, pode ter sido um sacrifício.

— Nunca se sabe quando é sacrifício ou medo. Pode-se ter a desculpa do sacrifício para não assumir o medo de uma separação. – Natasha parou repentinamente de falar, franziu as sobrancelhas e forçou um riso. — Desculpe-me, Daniel, mas é machismo achar que a mulher tem que superar uma traição por sacrifício pela família. Imagine se um homem vai escrever poemas de amor para ninguém. Não acredito nisso. Minha mãe se fez de forte, mas para mim, ela anulou a sua individualidade. Mulher nenhuma tem que se submeter a isso.

— Concordo com você, mas acho que ela escolheu manter a estrutura familiar. Fez um bem a vocês, filhos. E é bem provável que seu pai nunca tenha vivido esse amor.

— Também penso assim e é coisa do passado, não importa mais. O que me preocupa é como meus pais vão superar o distanciamento que viveram por tantos anos. Ele doente, com pouca lucidez, ela se culpando pela raiva que teve dele. Ah, as relações são sempre muito complicadas. E não seriam se não projetássemos tantas sombras.

Daniel mantinha um olhar indagador enquanto a ouvia.

— Sombras – repetiu Natasha. — Uma parte nossa que precisa se desenvolver, vir à consciência e ser integrada à personalidade para não assaltar o presente com seus disfarces, e geralmente na figura do outro.

Natasha se revelava uma mulher consciente, de uma vida interior rica, por isso, Daniel se deixou levar pela sua fala inteligente, cheia de percepções. Paciente, esperou-a prosseguir com seu conhecimento de psicóloga.

— As sombras que não se integram à consciência atrapalham as relações. Colocam-se entre as pessoas e, quando pensamos que estamos diante de alguém, estamos na verdade diante de tudo aquilo que temos dentro de nós e não reconhecemos.

Natasha entrelaçou as mãos e as apoiou sobre as pernas cruzadas. Daniel sentiu prazer em observá-la, delicada, em seus gestos simples.

— E o primeiro passo para se autoconhecer é a aceitação do passado. Pois se há algo que não pode ser mudado é o passado e faz parte de nós. Só que precisa ser libertado, não podemos passar a vida arrastando mágoas antigas. Mas nem tudo está perdido! Porque o que pode ser transformada é a maneira de olhar para os fatos e decidir em que medida vão continuar afetando o presente.

— Exatamente, Natasha, e em geral quem fica preso ao passado costuma se agarrar a certa fatalidade... se faz de vítima, entende? – completou Daniel.

— Claro! Enquanto se culpa o mundo pelas situações infelizes que se repetem, a vida não se abre para a liberdade. Mas o caminho é árduo – riu Natasha, como se quisesse descontrair aquela conversa profunda –, pois ninguém chega ao seu próprio cerne sem enfrentar uma floresta densa com tempestades e animais selvagens e, de repente, também surgem blocos de pedras duras ou gigantes impedindo a passagem... E, ainda assim, caminha-se sem saber o que se vai encontrar do outro lado.

A fala de Natasha levava Daniel a produzir imagens internas portentosas. Viu-se andando por uma estrada sem destino certo, simplesmente pelo fato de que não poderia mais ficar como estava. E, pensando assim, disse:

— Do outro lado encontra-se a si mesmo.

Natasha olhou Daniel intensamente como se retirasse os invólucros de todos os papéis que ele vestira até então.

— Você já se encontrou, Daniel?

Ele sorriu.

— Caminho pela minha floresta.

— Muito densa? – quis saber ela.

— Um pouco... Mas o meu trabalho, a observação do mundo e das pessoas me ajudam. Conheço-me melhor a cada vez que me interesso de verdade pelos outros.

Natasha olhava-o atenta, até que disse:

— Parece que você encontrou o caminho para estar no presente, Daniel. Ter verdadeiro interesse pelo outro é sair do turbilhão da própria cabeça! O futuro não existe, é apenas um espaço na nossa mente feito de sonhos, ideais, e tantas vezes também projeta medo, negativismo, insegurança, paralisando a ação. E o passado já se foi, é memória. Permanecer nesses dois espaços é renunciar à própria vida. O que eu falo é muito óbvio, mas parece que tenho que fazer força para me lembrar.

O ar que entrava parecia um bálsamo consolador, envolvendo parte de seu corpo, misturando-se às palavras de Natasha.

— Vou dizer algo muito pessoal, Daniel. Faz três anos que eu decidi buscar dentro de mim a capacidade de transformar a minha vida afetiva.

— Como foi? – quis saber ele.

— Eu passei por uma forte desilusão amorosa e pensei que jamais fosse me reerguer. Poderia ter permanecido em uma posição vitimada. Achar que era uma injustiça do destino. Mas o destino nunca é injusto. Decidi, então, olhar por que eu tinha amado o homem errado.

— Não existe pessoa certa ou errada, Natasha. Existem pessoas que nos levam a determinadas experiências, é isso – afirmou Daniel.

— Eu sei, e foi uma experiência difícil... Mas me levou a ser mais forte a ponto de deixá-lo. Porque eu não queria mais receber migalhas, quero receber amor, isso sim!

— Mas você parece uma mulher assertiva – elogiou ele. — Tem confiança na vida e tanta tranquilidade para enfrentar os problemas que eu chego à conclusão de que se todas as pessoas fossem assim, não haveria mais trabalho para os psiquiatras.

— Claro que não! – indignou-se ela. — Sempre surgem novos desafios, pois a vida nunca está consolidada.

— Você é uma mulher surpreendente. Existe uma grande coragem aí dentro de você, e uma confiança na vida que eu gostaria muito de ter algum dia.

— Por que você diz isso?

— Acho que estou entre a grande maioria das pessoas que se apoiam em situações conhecidas, mesmo ruins, para encobrir o que está por trás: o medo de se libertar e encontrar um vazio.

— Mas é esse vazio que impulsiona a possibilidade para algo novo.

— Exatamente – consentiu Daniel.

Ela ergueu as sobrancelhas e esboçou um leve sorriso.

— Às vezes penso que ser feliz também assusta – disse ela –, pois é claro que passar pelo próprio deserto não é nada agradável. – De repente, olhou-o por alguns segundos. — Essa conversa toda me surpreende. Você é um médico diferente. Parece que entende da alma humana, não pensei que fosse assim – e antes que ele pudesse responder, ela continuou. — Já sei, nem precisa me dizer que não gosta de palavras com algum sentido espiritual, como alma... Mas que outra palavra posso usar para expressar aquela parte da gente que abriga as emoções?

Riram.

— Você também é muito inspirada. Na verdade, não tenho preconceito contra palavra alguma. Pode dizer o que quiser, para mim, nenhuma ideia de mundo ou de ser humano está fechada. Afinal, tenho consciência de que sabemos muito pouco. Mas no meu trabalho, fundamento-me nas pesquisas e na observação dos fatos.

— Isso me dá um grande alívio. Pensei que me visse como alguém que flutua demais – revelou em tom de brincadeira.

— Você não flutua – garantiu ele –, muito pelo contrário, parece que sabe bem que caminho tomar na vida – exclamou, enquanto lhe examinava certa expressão de surpresa.

— Só tomei a vida em minhas mãos quando assumi que tudo o que me aconteceu faz parte de mim, e parei de me achar injustiçada. Percebi que algo em mim atraiu um homem como meu ex-marido, como outros antes dele, para que eu trouxesse à consciência certos sentimentos de rejeição, de desconfiança, de culpa, todos vindos lá de trás, como você bem sabe. Só quando os trouxe à consciência e decidi que nada daquilo me pertencia mais, eu comecei a acreditar que minha vida afetiva podia ser diferente.

Sem dizer uma palavra, Daniel dava espaço para Natasha continuar seu relato, e a cada palavra, surgia a força de uma mulher que não tinha mais tantas dúvidas sobre si mesma.

— Mas nada foi tão simples e maravilhoso – continuou ela. — Eu enfrentei um vazio assustador. O vazio de não querer mais uma situação antiga e não ter nada de novo na vida. Mas a verdade é que a vida é mesmo muito criativa, e o que me resta senão esperar que algo novo aconteça?

A sensibilidade de Natasha levou-o a tocar seus próprios dramas. A vida não podia ser um marasmo. Teria coragem de tirar todos os véus que o separavam de uma visão exata de si mesmo? Daniel respirou algumas vezes deixando certa quietude entremear-se aos pensamentos que teciam o ambiente.

— Nesse momento da minha vida, Daniel, não consigo parar de pensar nos meus pais – disse Natasha rompendo o silêncio. — Eu acho que minha mãe sente que precisa estar ao lado do meu pai para superar a culpa e por isso não quer que ele seja cuidado por mais ninguém. Sei que você já recomendou a internação há algum tempo e, no fundo, foi minha mãe que nunca aceitou ajuda de outra pessoa. Está sendo muito difícil deixá-lo ir.

— É um sentimento comum de familiares próximos, principalmente cônjuges. Querem estar perto e se sentem incapazes se deixam a pessoa com um cuidador – explicou Daniel.

— Cada um carrega suas próprias culpas – refletiu Natasha. — Cada um carrega a sensação de que não foi bom o suficiente, de que algo ficou inacabado.

Daniel se ajeitou na poltrona. Parecia pouco confortável, passara o dia todo ali sentado, não encontrava mais posição.

Ele também tinha vivido momentos tensos, a culpa que carregava por pensamentos inoportunos. Abruptos. Que tinham se aquietado. Mas agora temia. Temia porque podiam começar a atordoá-lo de novo.

Levantou-se e foi até a janela. O silêncio permeava a sala. Natasha talvez o observasse.

Sentiu-se culpado. Culpado por ter aquela forte atração por outra mulher, o que em últimas consequências poderia provocar a desestruturação da família, o sofrimento dos filhos, além de tantas outras culpas que o assolavam, vindas do passado.

Suspirou e se virou para ela sem dizer uma palavra.

— Para mim, viver a verdade é dar espaço para a própria autenticidade – continuou Natasha. – Quantos relacionamentos são um verdadeiro encontro? Quero dizer, um encontro de pessoas que se tornaram autênticas, que expressam aquilo que realmente são? Penso que só assim é possível compartilhar a vida com alguém. Senão, cada um acaba se fechando em seu próprio mundo.

— E se vive só, estando junto. Que paradoxo! – exclamou Daniel.

— Meus pais devem ter carregado imensas culpas porque não expressaram seus sentimentos. Fizeram de conta que tudo estava bem e, não fosse o Alzheimer, brigariam até hoje como cão e gato. E eu, como filha, carrego essa culpa também. Queria que meu pai vivesse para ser feliz, entende? – disse com a voz turva, os olhos úmidos.

Natasha parecia querer controlar sua emoção, fazendo análises objetivas sobre o drama de seus pais, mas, como se não suportasse mais o peso da dor, desatou a chorar.

Daniel colocou as mãos frágeis de Natasha entre as suas.

— Eu queria que meu pai tivesse a chance de ser feliz, Daniel. Você pode ajudar meu pai, não pode? – perguntou ela, deixando de lado por alguns momentos a imagem de mulher firme.

Sem resposta, Daniel segurou suas mãos finas, quase com sagrada devoção. Mas não, não podia nada.

Após alguns minutos de silêncio, Natasha desabafou.

— Sabe, meu pai fez uma viagem para Paris com minha mãe. Depois de ela descobrir seus poemas, meu pai entrou em uma estafa emocional, e alegou que era porque um trabalho seu havia sido plagiado. Isso nunca foi comprovado, o que eu lembro é que houve muita confusão na Universidade e ele pediu licença por alguns meses, mas algo aconteceu nessa viagem, pois minha mãe voltou antes.

— E você? O que sentiu naquela situação?

— No fundo, sofri mais pelo meu pai. Não deveria, porque minha mãe também parecia eternamente infeliz, sabe essas mulheres que se conformam com a falta de amor?

— Você se sente culpada pelo sofrimento dos seus pais?

Natasha juntou as mãos e olhou para baixo. Os olhos se mostravam avermelhados.

— De certa forma, sim. Queria resolver o conflito deles. Imagine! Eu era uma menina. Acho que isso me levou à Psicologia.

Daniel podia ouvir a respiração de Natasha e o *tic-tic-tic* do velho relógio que jamais dava trégua.

O tempo não dava trégua, era preciso viver cada segundo antes que escapasse.

— Natasha, você precisa libertar esse sentimento. Ninguém pode ser responsável pelas escolhas dos outros.

— O que me inquieta até hoje é que meu pai pode ter sido capaz de se apaixonar por outra mulher...

Daniel se mexeu tentando resolver certo desconforto.

Um homem preso aos papéis pode um dia se apaixonar. A vida tem suas armadilhas, sempre chega um momento em que temos de nos olhar, como se nossa própria consciência nos perguntasse: "E agora?".

Olhou para o relógio redondo. Os ponteiros mostravam que já era noite, mas não precisava voltar para casa. Não tinha ninguém.

— Você precisa ir, não é? – perguntou ela.

— Na verdade, não. Estão todos viajando.

Hesitou por algum momento, e, após breves segundos, Daniel fitou Natasha. Ele tinha tomado uma decisão.

— Você quer ir jantar comigo?

— Não sei, Daniel...

— Vamos aqui perto – garantiu ele.

Sem ter de insistir muito, Natasha acabou concordando. Daniel desligou o computador e colocou os papéis em ordem enquanto ela, já em pé, pegava a sua bolsa.

Ainda no corredor, enquanto aguardavam o elevador, Daniel sentiu-se agitado. É claro que o passado de Ervin e os desdobramentos no presente o intrigavam. Após anos de trabalho, questionava-se sobre as causas das doenças e que função tinham na vida de uma pessoa. Mas, sem respostas exatas, apenas desconfiava de que podia ser a manifestação física de dores antigas e mal curadas. Dores da alma? Não, não gostava desse termo. Era médico.

No entanto, a agitação que sentia naquele momento não era por Ervin, nem pelo seu passado, nem pelo Alzheimer.

Assim que abriu a porta do elevador, viu que havia mais pessoas ali e, calado, desceu ao lado de Natasha até a garagem.

Apesar do verão, a noite estava fresca. Dentro do carro, Natasha vestiu um casaco bem fino de cor clara, aberto na frente, sobre a blusa de cor alaranjada. O restaurante não era tão longe, e o trânsito fluía. No caminho, enquanto Natasha dirigia, Daniel lhe perguntou:

— Você já atendeu pessoas com caso de Alzheimer na família? Geralmente recomenda-se muito um acompanhamento terapêutico.

— Nunca apareceu alguém com essa questão no meu consultório. Mas se aparecesse, ia sugerir arte.

— Tratar Alzheimer com arte?

— Sim, arte, música, pintura, modelagem, canto, ritmo, além de tantas outras possibilidades. – Olhou com ar de interrogação. — Por que o espanto? É o que todas as pessoas precisam: arte. Traz leveza. Por isso as crianças gostam tanto, ainda não perderam a capacidade de se encantar.

— No mínimo, interessante, Natasha.

— Só isso? Interessante? Você deveria fazer alguma arte, Daniel. Deixar a sua expressão se soltar. Vai se surpreender com você mesmo.

— Quem sabe.

— Você trabalha com psicólogos? – quis saber ela.

— Não. Tenho o meu grupo de médicos, sempre o mesmo há anos. Trabalhamos em uma clínica psiquiátrica. E você? Segue qual linha de atendimento?

— Minha base é junguiana, mas ampliei com outros recursos alternativos, como florais, imaginações ativas. E recursos artísticos.

— Ah, está explicado. Daí vem a arte – concluiu ele.

— Não, não é daí, você se enganou. Sempre gostei de me expressar além da palavra. Apesar de que a palavra também pode ser arte. A expressão artística é fundamental no meu caminho. É uma maneira de me salvar do abismo.

— Quem sabe um dia eu considere essa possibilidade – respondeu ele com seriedade.

— Você é científico demais, Daniel – disse ela, jogando um olhar rápido para o lado, com um leve sorriso nos lábios, que lhe dava um ar de superioridade, e como se guardasse coisas que ele desconhecia, continuou. — Ainda bem que a ciência não explica tudo. Isso significa que o ser humano tem seus mistérios.

— Ah, um dia vai explicar – desafiou Daniel.

— Será?

— Pelo menos caminha para isso. E se não fossem as pesquisas científicas, quantas doenças ficariam sem cura?

— É verdade. Mas acreditar em curas alternativas não significa desprezar a ciência. Muito pelo contrário.

— Esses tratamentos que não têm fundamentação científica podem dar um apoio emocional, mas como é que eu ia tratar uma depressão profunda sem medicamento? É loucura deixar a pessoa parar de viver. Às vezes, o organismo precisa de determinada substância, e não dá para sair disso. Sempre com acompanhamento médico, claro.

— Não vou tentar convencê-lo, Daniel – disse, colocando os cabelos para o lado enquanto esperava o farol abrir. — Não nego a ciência, tenho os pés no chão. Mas não fico só nela, acho que a medicina de hoje é muito empírica e não traz respostas para a alma.

— Traz respostas para o corpo. É assim que tem que ser. Para a alma, é preciso aprender a esperar o tempo. Ou buscar outras coisas.

— Ah, então você crê que há *outras coisas...*

— Suponho – respondeu, tocando-lhe a perna direita num gesto íntimo.

Impensado.

Tentou se justificar.

— Desculpe-me, Natasha, às vezes penso que a gente se conhece mais do que na realidade nos conhecemos.

Natasha olhava para frente, mais séria, concentrada na direção. Aquele gesto extrapolava certos limites. Ela estacionou e Daniel notou que já tinham chegado ao restaurante. De repente, ela rompeu o breve silêncio.

— E que explicações dá a ciência para isso?

Ainda imerso em seu colóquio interior, não captou o sentido da pergunta.

— Isso o quê? – perguntou, mantendo-se sério.

— Explicações para o fato de você achar que me conhece mais do que na realidade.

Sem resposta, Daniel sorriu e saiu do carro. Assim que entraram no restaurante, o *maître* os acomodou em uma pequena mesa de canto. A iluminação aconchegante estimulava o desejo de se sentar bem perto dela, embora o local ainda vazio o constrangesse um pouco, pois os evidenciava aos olhares dos garçons.

Daniel esperava ouvir mais relatos de Natasha, conhecer-lhe os pensamentos, os sentimentos, as vontades. Queria retomar os assuntos pessoais, não tanto sobre Ervin e Margarida, que, apesar da surpresa que lhe causara, sabia ser uma situação bem comum quando se olha a vida dos outros mais de perto, mas sobre ela; queria se embrenhar nela. Desvendá-la. Surpreender-se.

Daniel a observou segurar a taça com delicadeza para saborear o vinho em pequenos goles.

— É muito estranho estar aqui no meio da semana com você – disse ela.

— Por quê?

— Jamais pensei que a gente fosse se encontrar fora do âmbito da doença. Assim, quero dizer... Estar com você como um amigo, e não como médico do meu pai.

— Eu também. Na verdade, minha vida é o trabalho. É onde dou quase todo o meu tempo.

— Deve ser uma das queixas das mulheres casadas com médicos – afirmou rindo.

Ela colocou o guardanapo sobre o colo e ele fez o mesmo. Começaram a experimentar alguns patês do *couvert*, enquanto aguardavam os pratos.

— O que também faz com que os médicos se queixem da incompreensão das mulheres – completou ele. — Um círculo de queixas... Um se queixa do outro, um não ouve o outro, e cada palavra pode ser uma espada no peito.

— Nossa, Daniel, não conhecia esse seu lado dramático!

Daniel notou-lhe os contornos da boca, levemente definidos pelo batom que realçava sua cor natural. Fixou-se nela por tempo demasiado, fazendo-a desviar-se para a taça de vinho, tomando-a entre os dedos, talvez como uma fuga. Depois, mais séria, com ares de psicóloga, interpelou-o sobre sua vida pessoal.

Ele confessou que tinha se casado por achar que estava na hora de ter uma família. Não havia sido uma paixão avassaladora como acontece nos romances ou nos filmes, mas com o tempo, amou Milene como ela esperava.

— Até isso os homens decidem pela cabeça – disse ela.

— Como assim?

— Decidir se casar porque cansou da vida de solteiro. É muito racional.

— E se eu te contar que ainda estava na dúvida entre duas?

— O quê? – surpreendeu-se ela.

— É, foi assim. Eu tinha duas namoradas na época, nenhuma muito séria, muito assumida – confessou. — E não sabia quem pedir em casamento. Então a vida escolheu por mim. Milene ficou grávida. Nasceu Mateus e ser pai mudou a minha vida. Sei que aprontei muito antes de me casar e agora pago por isso. Milene me sufoca de tanto ciúme.

— Imagino. Se você tinha duas mais ou menos assumidas, mais as não assumidas, e todas ao mesmo tempo. O ciúme da sua mulher é justificadíssimo.

— Ei, não falei nada de não assumidas – interrompeu-a rindo. — Isso já é fantasia sua. Só estava em dúvida entre as duas, mesmo. Não tinha outra.

— Não mesmo?
— Estou em um inquérito? – perguntou em tom descontraído.
— Mas, talvez, se eu me lembrar bem... Você pode até ter razão, Natasha. As mulheres sempre têm razão.
— Então, com o casamento, você entrou na linha.
— Exato. E foi positivo. Mas, tudo é um ciclo. Existe um começo, um meio e um fim, e depois um recomeço, um outro meio e um outro fim, e assim vai. Ninguém escapa dos revezes da vida e de um dia ter que recomeçar.
— Por que você diz isso? – perguntou Natasha.
— Porque nada fica sempre igual. Mas fazemos de tudo para manter certas situações, assim como se pudéssemos conservar os cadáveres vivos. E assim a vida se torna uma desgraça.
— Do que você está falando? – quis saber ela.

Daniel sentia o vinho lhe subir às faces. Já não tinha tanta necessidade em preservar a imagem de médico, nem de homem casado e pai de família. Podia falar de si. Podia ser apenas Daniel. Com todos os medos e enganos de qualquer pessoa.

— Falo das relações humanas – disse ele.

Natasha o escutava com atenção. Ele parou por um momento. Precisava contemplá-la. Imaginou o calor que tinha na nuca, por baixo dos cabelos fartos, ondulados nas pontas. Teve o ímpeto de puxá-la para si. Segurou-se.

— O que foi? – perguntou ela. — Está pensativo.

Admirava-a vislumbrando um acolhimento ainda mais intenso, já sem a preocupação de encobrir as verdadeiras intenções que há tempos tinham lhe tirado o sono. Teve o ímpeto de beijá-la. Segurou-se mais uma vez.

— Não foi nada, Natasha, de repente me senti bem em olhar para você. – Tocou na mão que ela apoiava sobre a mesa. — Faz tempo que não me abro assim com alguém. Sempre tive a ideia maluca de que, por ser psiquiatra, ninguém pode me ouvir, ninguém pode ver meus enganos.

— E essa... – ela riu. Parecia que ia fazer uma pergunta imprópria. — Essa volúpia, passou?

— Volúpia? – surpreendeu-se. Fitou o contorno dos seus olhos, os cílios escuros, um pouco curvados para cima.

— É, volúpia. Homens assim atraem as mulheres aos montes, e elas se envolvem perdidamente, sabendo que vão sofrer – disse ela.

— Não, nunca fiz alguém sofrer – fez uma pausa, pensou e continuou. — Pelo menos nunca tive essa intenção.

Natasha piscou os olhos, como se não acreditasse no que dizia. Ele riu ainda mais e tocou novamente sua mão. Mas logo, num gesto automático, desvencilharam-se, pois o garçom trazia os pedidos. Daniel observou o conteúdo dos pratos até que voltaram a ficar a sós. Natasha pegou os talheres sem desviar os olhos da salada colorida que se sobressaía à louça branca e, em silêncio, parecia esperá-lo. Daniel fez algum comentário sobre a carne com molho de ervas que havia pedido e começaram a comer.

Durante o jantar, a conversa continuou. Daniel expôs os desafios de um casamento longo e se surpreendeu com o alívio que sentia ao abordar aquele assunto.

Natasha, séria, o ouvia. Já eram mais de dez horas da noite quando Daniel pediu a conta, e logo estavam a caminho do consultório. No carro, Daniel parou de falar de si. Não queria mais permanecer naquele clima de confessionário no qual tinha se metido ao contar sobre sua crise conjugal, e desviou a conversa para assuntos banais. Falou do bairro onde ficava seu consultório, e como crescera tanto nos últimos anos, mencionando as casas derrubadas para dar lugar a edifícios modernos. Tratou também de política, da falta de planejamento e dos interesses imobiliários.

Ele alternava seu olhar, ora para a paisagem, ora para Natasha, que movimentava a perna direita no acelerador, coberta por uma calça justa que evidenciava o músculo da coxa. De repente, ela quase parou. Deu-se conta que tinha esquecido algo.

— O atestado de internação do meu pai! – exclamou, mostrando inconformismo. — E agora? Alberto disse que vai buscar em casa amanhã bem cedo.

— Não estou com o receituário aqui. Mas não tem problema, é só subirmos, Natasha – respondeu Daniel sem compreender por que ela se afligia tanto.

— É que já está tarde, não queria atrapalhar.
— Não se preocupe – disse ele.
O farol fechou. Natasha voltou-se para ele. As luzes da rua iluminavam parte do rosto que o fitava. Poderia beijá-la ali, naquele ínterim. Mas, logo a luz verde acendeu e ela se virou para frente.

Já na garagem, o prédio parecia outro. Sem o ir e vir de pessoas que trabalhavam durante o dia, era como se estivesse adormecido na quietude da hora. Apenas um segurança lhes deu boa-noite, com um aceno.

Subiram em silêncio. Daniel pegou o molho de chaves no bolso, escolheu uma delas, e avançou até a porta do consultório. Natasha ia atrás.

Entraram na recepção onde a secretária costumava trabalhar. Tudo apagado. O toque no interruptor tornou visível a presença de Natasha. Era melhor o escuro, quando a ausência da visão realça todos os outros sentidos. Foram até a sala de Daniel. Nenhuma palavra rompia a expectativa do momento. Ele abriu a porta. Deixou-a passar. Fechou sem necessidade. Não ia atender ninguém.

Aproximou-se dela. Teve vontade de tocar seu corpo esguio, delicado, mas sabia que depois teria um enorme trabalho de consciência. Ia ter de superar a culpa que iria atormentá-lo depois. A culpa pela traição. Há quanto tempo não sentia isso?

Parada, Natasha aguardava o papel. Daniel lhe segurou as mãos delicadas, frias pela noite, ansiavam mais calor.

Ela esperava.

— Desculpa, Natasha, se falei demais de mim, hoje. Não costumo abrir minha vida pessoal assim.

— Saia um pouco da cabeça, Daniel, deixe o coração falar. O coração traz soluções inesperadas para a vida – respondeu ela.

Daniel sorriu.

— Esta noite foi inesperada – Soltou uma das mãos, segurou seu queixo, levantando-o levemente. Ia beijá-la?

Ela esperava, ele sabia que ela esperava.

Natasha apertou as mãos entre as dele, como se apenas o toque não bastasse. Como se precisasse se unir um pouco mais, misturar-se à sua pele. As mãos se queriam íntimas, quentes, ativas. Um segundo separava a expectativa da realização. Um segundo apenas.

Um segundo e a cabeça não pensava mais. Os corpos se atracaram em uma atração inegável, como se não suportassem um milímetro de separação. Beijavam-se com frenesi. Queriam se fundir, se confundir. Os braços se enroscavam em uma luta incessante, em meio aos beijos que interrompiam a respiração. As pernas não se sustentavam em pé, caíram sobre o tapete arrancando o que ainda lhes cobria o corpo, em gestos que pareciam uma batalha.

Daniel percorreu seu corpo, beijou-a inteira, chegando à pele mais sensível, quente, úmida.

Natasha se entregava, apenas.

Natasha abria-se para tê-lo na intimidade, como se quisesse que ele a partisse ao meio, rompendo com todos os escrúpulos que os separavam.

O tempo havia parado e o mundo exterior se fragmentava perante as sensações do corpo e da alma. Ele queria tocar o fundo de seu ventre, imperar sobre seu corpo frágil e ser onipresente naquele espaço de dentro, quase uma volta ao útero, que ela lhe dava.

A fricção dos corpos aumentava a intensidade do desejo. Daniel queria que Natasha chegasse aonde ele logo chegaria. Quase juntos, por poucos segundos, extravasaram-se, até que tudo caiu no silêncio.

Por longo tempo, os corpos permaneceram unidos, até que ele a deixou e se deitou ao lado. Natasha olhava para o alto, sem dizer uma palavra. Daniel tomou sua mão, colocou-a sobre seu peito. Depois, virou-se para ela e a abraçou. Não queria pensar no que estava por vir. Pensar no depois daquele ato proibido, Daniel queria apenas estar ali, esparramado, entregue às forças da gravidade, sem desejo de ir para lugar algum.

Aos poucos, Natasha movimentou o corpo até então largado no tapete. Começou a se levantar e ele pôde enfim notar as formas que tanto o atormentaram, um tormento que se aquietava naquela espécie de trégua que lhe davam os anseios do corpo. Ela mexeu os cabelos, olhando-o com uma expressão tranquila. Debruçou-se e o beijou. Ele correspondeu com a calma de quem não anseia mais nada. Não desejava viver nela, não naquele momento, única meta que o movia minutos atrás, e, exausto como um cavaleiro que deposita a espada após vencer a luta, sentia-se tomado por uma inércia que o jogava num grande vazio.

Ela procurou por suas roupas íntimas para começar a se vestir.

— É melhor irmos – disse enquanto colocava a blusa.

Ainda deitado, olhou à sua volta, e não disse nada. Todo o mobiliário, os objetos, assim como as paredes e o teto poderiam reconstituir a qualquer momento o ato de amor recém-experimentado, como testemunhas da falha moral que acabara de cometer. Tinha ultrapassado seus limiares, justo no ambiente onde atendia os pacientes. Justo ali. E o cenário que registrava a sua culpa não sairia mais do alcance de seus olhos.

Daniel expirou o ar com mais vigor, como se pudesse se livrar daquela mácula que agora se instalava em sua consciência.

Levantou-se. Na verdade, não precisava voltar para casa, e vendo-a linda, arrumar os cabelos com uma escova que tirara da bolsa, disse que desceriam juntos.

Permaneceram no elevador de mãos dadas. Beijaram-se ainda uma vez antes de chegarem à garagem. Por fim, despediram-se e ela perguntou:

— Você me liga?

— Ligo – respondeu, embora não soubesse o que fazer dali para frente.

Quatro dias se passaram. Daniel passou o domingo tendo Toby como única companhia. Sentado no terraço, aproveitava o sossego da casa para preparar a apresentação que faria no próximo congresso de psiquiatria. Fazia o registro dos resultados de suas pesquisas. Alguns livros se esparramavam sobre a mesa. No entanto, as ideias não vinham. Levantou-se e olhou para a rua. Lá embaixo, tudo a distância. Inquieto, não quis se sentar de novo. Não podia controlar a mente agitada pela lembrança ainda vívida do corpo de Natasha. Uma saudade insuportável, quase intolerante, lançou punhaladas nos ossos do tórax, como se quisesse cavar ali, dolorosamente, na própria alma, e desenterrar sentimentos confusos.

Por que não lhe telefonara? Poderia ouvir sua voz, poderia encontrá-la de novo, poderiam ter outro momento desconcertante. Suspirou. Não tinha sustentação. Nem coragem. E a distância, em cada minuto vivido naqueles quatro dias, tornou o tempo insuportável, levando-o a passar horas imerso entre o desejo e a culpa.

A família chegou ao fim da tarde. Felipe queria lhe contar o que tinham feito durante todos aqueles dias de férias no sítio da tia Neusinha, enquanto Mateus se largou no sofá para assistir à tevê.

Milene os chamou da cozinha, o lanche estava pronto. As malas ainda no *hall* de entrada dificultavam a passagem e Daniel as colocou num canto.

— Mateus, Felipe, levem suas coisas para o quarto – disse ele enquanto entrava na cozinha. Mas, sem atender ao seu pedido, os meninos o seguiram.

Milene entrou na copa e caminhou até a mesa trazendo duas pizzas feitas em casa.

— Acabou o sossego, hein, meu amor? - perguntou ela com um leve sorriso, enquanto os meninos falavam ao mesmo tempo, como se disputassem a atenção do pai.

— Pai, você sabe montar uma *bike*?
— Por que, Felipe, você montou uma?
— Montei junto com o tio Ricardo. É o máximo, pai!
— É, mas a corrente saiu umas vezes. Aí – caiu na risada – o Felipe ficava sempre para trás! – disse Mateus.
— Fique quieto! - retrucou Felipe olhando para o irmão.
— Você é que é sempre devagar em tudo, não eu.
— É assim mesmo, a gente tenta, tenta, até que as coisas um dia dão certo. Um dia, vocês vão montar uma *bike* melhor ainda – disse Daniel querendo entusiasmar os filhos.

Milene se sentou à mesa, no momento em que o filho dava todos os detalhes mecânicos da bicicleta. Serviu primeiro os meninos e depois Daniel.

— Não quero, Milene. Estou sem fome.
— Ué, você adora essa pizza. Só tem tomate, mussarela e orégano. Vai, um pedacinho só... - e olhando para Felipe. — Para de falar um pouco, menino. Deixe eu conversar com seu pai.

Pegou a jarra com suco e colocou no copo.
— Suco de mexerica – disse ela. — Você quer?
— Um pouco – respondeu Daniel estendendo o copo.
— Nossa, mas o que você tem? Parece que morreu alguém.
— Nada, estou cansado, só isso – e voltando-se para os filhos.
— Conta, o que mais aconteceu?
Animados, Daniel os ouvia. Com esforço, mas sim, os ouvia. Quando pararam de falar um instante, ele se levantou.
— Já venho.
— Aonde você vai? – quis saber Milene. — Nem comeu – disse ela, levantando-se para ir atrás dele.
— Milene, eu preciso ir... ao banheiro – sussurrou. — Não posso?
Ela sorriu.
— Pensei que não estivesse bem.
— Mas estou. Estou muito bem – respondeu sem olhá-la direito, passando pela porta da cozinha em direção ao quarto.

Milene tinha o hábito de querer saber tudo. Como se pelo fato de serem casados, se visse no direito de conhecer todos os seus pensamentos. A vida tinha certas ironias. Prezara tanto a liberdade na juventude que jamais imaginara que um dia pudesse ser tão controlado. Passou a mão nos cabelos e se sentou na cama. Pegou o celular que estava sobre a mesa de cabeceira. Viu uma chamada perdida. "Natasha". Podia apenas responder. Hesitou. Entrou na lista de contatos. "N...". Apareceu o nome, mais uma vez o nome. Se apertasse aquele pequeno botão, ouviria sua voz. A distância não existia de fato. A distância vivia em sua cabeça dividida. Desde o encontro fulminante que tiveram não conseguiu lhe falar. Talvez ela esperasse, a cada dia, esperasse. Mas ele tinha as mãos atadas. Não, não podia.

Não, não, não! Tantos "nãos" divergiam seus caminhos, sendo o silêncio a única saída segura naquele momento. Sentou-se na cama e largou o celular na mesa de cabeceira. Aquele encontro único deveria bastar como lembrança, pois não era possível ir adiante.

Nesse momento, Daniel ouviu a porta se abrir.
— O que você tem?
Daniel virou-se para ela.

— Nada. Muito trabalho, só isso.

Milene se sentou na cama, ao lado de Daniel, e enroscou os braços no seu pescoço.

— Estou com saudades de você. Me beija, muito, muito – disse grudando os lábios nos dele.

Ele a beijou de leve e se levantou.

— Você já arrumou as coisas que estavam no *hall*?

— Ah, Daniel, dá um tempo, caramba! Acabei de chegar, não estou pensando em trabalho de casa. Estou pensando em você – disse fitando-o nos olhos. — Estou sentindo sua falta, ora! Você não? – Daniel desviou os olhos e sorriu.

— Aconteceu alguma coisa? – insistiu ela. — Alguém doente na família, sei lá.

— Não, Milene, não tem ninguém doente na família. Fica sossegada. Eu é que estou cansado.

— Cansado de quê? – perguntou Milene já se mostrando irritada.

— Acho que o trabalho – disse sem ter exatamente o que dizer.

— Então mude de profissão. Parece que a medicina começou a ser um fardo para você.

— Não é isso, você não entende – respondeu ele pegando o celular para colocá-lo no bolso.

Levantou-se.

— Aonde você vai, Daniel?

— Para a sala, onde mais?

— Sei lá, pareceu que ia sair.

— Pois acho que vou mesmo. Vou caminhar um pouco na praça.

— Como assim? Acabamos de chegar!

— Milene, eu preciso.

A praça vazia propiciava a Daniel um momento de reflexão. O dilema entre a cabeça e o coração se tornava um tormento em sua vida. Tampouco conseguia discernir o que exatamente sentia por Natasha. Parecia que nadava em águas turbulentas e a salvação era agarrar-se à família, à rotina, enfim, ao que conhecia.

Um mundo conhecido e seguro.

A outra trazia a incógnita. A dúvida. A inquietação.

Daniel caminhou e repassou na mente os momentos com Natasha. Tanto a desejara e depois de possuí-la não conseguiu mais dar um passo sequer. Com certeza, ela tinha mágoa. Talvez, raiva. E com razão. Um homem que penetra uma mulher na intimidade não pode se esquivar assim.

Covarde.

Poderia ao menos lhe falar suas razões, ter uma atitude de homem maduro. Mas não conseguia dar um passo.

Daniel se sentou e olhou para o céu, nublado, cinzento. Nenhuma estrela. Nada. Um temor o invadiu. Sempre tinha fugido da solidão que dentro dele se instalava após o ato sexual. Mas com Natasha não pudera escapar. Olhou para a solidão, um vazio intenso, desconhecido. Tinha medo de vê-la novamente e ser jogado nesse buraco sem saída.

Daniel recomeçou a andar. Um casal passeava com um cão de grande porte, de pelo longo, bem escovado. Cumprimentaram-se com cordialidade. Teve inveja daquela tranquilidade que ele já tinha perdido. Um arrepio se assemelhou ao medo. Medo? De quê? Sempre buscara identificar seus medos. Medo de doença, medo de violência, medo da morte. Mas que medo tomava conta até dos limites do seu corpo? Tentou fazer uma retrospectiva das relações que tivera na vida. Com as outras e com Milene: adormecia logo depois. Fazia um carinho, abraçava-se a elas e fechava os olhos num sono profundo. Apagava a consciência para não ter de se ver tão vulnerável. Mas, naquele dia, no chão do consultório, não adormeceu, nem mesmo quando chegou em casa.

A vida tinha seus paradoxos. Justamente após vivenciar o ato supremo do homem, caiu num sentimento perturbador. O que era aquilo? No momento, não identificou. Mas agora, ali, alguns dias depois, na quietude da praça, deixava-se entrar em contato com imagens até então inconscientes. Tivera um medo diferente. Avassalador. Capaz de balançar os alicerces construídos até então. Entregue, sem defesas, deixara com Natasha uma parte de si e tinha que encarar o próprio esvaimento com a consciência desperta, e não queria abandonar o lugar acolhedor, único espaço que existira no mundo durante aqueles segundos. De prazer. De força.

Segundos em que conduzia tudo e imperava sobre tudo.

Tudo.

Daniel riu. Saber rir de si mesmo dava-lhe um alívio. Como pode um homem ter a pretensão de achar que possui uma mulher, quando o fim do orgasmo o arrebata para a solidão? Arrebata-o, sim, sem escapatórias, a menos que durma. Mas naquela quarta-feira não dormiu e viu Natasha ao lado, a mão delicada acariciando-lhe o peito. Olhava para o teto. Ele também olhava para o teto, esvaziado da força que impulsionara seus atos. Esvaziado de todo o império que julgara ter construído para si, tinha como única salvação se reencontrar em um novo desejo.

E recomeçar.

XII

Dias mais tarde, Daniel segurou o puxador da porta de vidro. Viu seu reflexo e parou. Lembrou-se do mesmo gesto, há muitos anos, a mãe um pouco atrás pedindo que andasse logo. Ela tinha a feição tensa, a respiração curta. Chegaram àquela clínica às pressas, depois do trajeto dentro do táxi; o motorista se esforçava em dirigir rápido, a mãe não parava de chorar no banco de passageiros. Naquele dia, nunca o corredor lhe parecera tão longo. Permaneceram em pé à espera do elevador, quando uma enfermeira chegou para acompanhá-los, os olhos assustados, sem ter o que dizer.

— O senhor está bem? – ouviu de repente uma voz por trás, fazendo-o ver mais uma vez seu próprio reflexo.

Uma mulher intentava passar.

— Ah, desculpe – respondeu ele abrindo-lhe a porta. — Estava um pouco distraído, desculpe-me – repetiu.

A mulher sorriu e Daniel segurou a porta para que ela passasse. A recepção parecia igual. O balcão tinha o mesmo formato em semicírculo, branco, com frisos em madeira clara. Daniel andou até o salão. Poucos idosos se sentavam com os familiares. Havia algumas flores, dois ou três pacotes meio abertos dos quais saíam um pedaço de tecido de alguma roupa mal dobrada que não cabia mais na embalagem em que viera. Papéis coloridos e brilhantes abertos e meio amassados permaneciam soltos, ao acaso, sobre o tampo de vidro de algumas mesas. Quanta vontade tinha de comer aqueles chocolates! E a mãe sempre lhe garantia que depois compraria uma caixa inteira no supermercado, só para ele. Mas sempre se esquecia.

Daniel se acomodou num banco apoiado na parede que dava no salão. Teve saudades da mãe. Uma vida difícil, quase trágica. Não pudera salvá-la. A dor de vê-la sofrer superou a notícia da perda da avó que já se retirara aos poucos da sua vida.

Alguns anos depois, a mãe descobriu uma doença incurável, iniciando nova luta, no momento em que Daniel terminava a escola e estudava para entrar na faculdade de Medicina.

Durante os meses finais da doença, a mãe permanecia muito tempo em casa, e Daniel lia para ela, assistiam a filmes, e tantas vezes recusou sair com amigos ou namoradas porque queria estar ao seu lado. Sentia-se responsável por amenizar seu sofrimento de alguma maneira. A mãe, a pessoa que mais amara até então, encontrava-se prestes a deixá-lo.

E o deixou. Foi numa tarde, ela olhava pela janela da sala, observou a copa das árvores, as folhas balançavam; sorriu. Manifestava uma tranquilidade incompatível com tudo o que passara nos anos anteriores.

— O corpo dos pássaros se expande pelo ar... Por isso voam. É o sentido que eles têm da existência. Por isso, nunca prenda uma ave, meu filho. Nunca. E jamais deixe que façam isso com você.

Estranha sua fala. Jamais parara para contemplar a natureza, muito menos se preocupara com os pássaros. Não, Daniel não sabia nada daquilo que a mãe lhe dizia. Mas, ouvia. Depois, ela pegou suas mãos e o olhou profundamente.

— Só pode partir em paz quem reconhece que tudo o que foi, foi porque assim tinha que ser.

Daniel não compreendeu.

— O que você quer dizer, mãe?

— Não há falhas no destino, meu filho.

Depois, pediu a Daniel que perdoasse o pai. Esse assunto o incomodava, mas pouco após a morte da mãe, Daniel o procurou. Uma mulher atendeu ao telefone e disse que não morava nenhum Douglas ali. Talvez fosse verdade. Ou mentira. Nunca mais voltou a ligar.

Aos 19 anos, mudou-se para o interior a fim de estudar Medicina, deixando como única pessoa da família a tia com quem vivera por um ano e poucos meses.

Uma velhinha na cadeira de rodas, conduzida pela enfermeira, aproximou-se. Daniel reconheceu o olhar vago, fixo em algum ponto indefinível.

Indecifrável.

Daniel passou a mão nos cabelos penteados para trás, levantou-se e subiu para o terceiro andar. Parou em frente à porta, deu três leves batidas nela e entrou.

A enfermeira terminava de preparar Ervin para descer.
— Vamos para o salão, doutor.
— Então vou com vocês – respondeu Daniel, olhando para Ervin. — Como vai, professor?
— Como vou...? Vou indo... nessa ca... cadeira...

No elevador, Daniel notou que Ervin lhe lançou um olhar de reconhecimento. Entraram no salão onde o pianista tocava Bach. A enfermeira posicionou Ervin próximo a uma mesa e Daniel se sentou ao lado dele.

— Quero ler... – disse Ervin.
— Ler foi a sua vida, não é?
— Ler é encontrar... – afirmou Ervin de maneira vagarosa.

Após pronunciar com dificuldade aquelas poucas palavras, Ervin pareceu desaparecer no seu mundo interior.

— Sim, ler é encontrar algo – concordou Daniel, animado com a perspectiva de uma conversa lúcida. — Mas, o quê?
— Limiar...
— Limiar? – perguntou Daniel pensativo, pois ler era sim encontrar limiares entre a realidade e a fantasia, o possível e o impossível, entre o que se é, o que se insiste em ser e o que não se é mais a cada instante... E o que nunca se foi.

Ervin parou um pouco, o olhar distante.

— Ler e... escrever. – As palavras atropeladas pela difícil dicção atrapalhavam a expressão, mas Ervin tentou mais uma vez. — Escrever é...

Ervin tinha o olhar distante. Daniel permaneceu em uma posição quase inflexível, como se não quisesse mexer seu corpo, nem mesmo um centímetro, com receio de perder aquele precioso momento.

— ...é ser – tentou Ervin.

Daniel viu-se diante de um pensamento incompleto, que pouco compreendia e Ervin caiu repentinamente em uma apatia que o retirou da realidade. Permaneceram calados ouvindo a música até que a enfermeira veio buscá-lo para o jantar. Jantava-se cedo ali.

Daniel o deixou para voltar para casa. No caminho, pensou naquele momento lúcido. Cada vez mais raro. Um homem que se dedicara aos estudos literários só podia ver o mundo como uma grande leitura e alguma escrita. A voz de Ervin, grave, vagarosa, parecia não alcançar os pensamentos que elaborava, até que de repente, tudo se tornou silêncio.

Na semana seguinte, Daniel voltou à clínica. E dessa vez, ao entrar no quarto, viu dona Margarida de costas para a entrada, bem próxima à cadeira de rodas, onde Ervin estava sentado, o corpo um pouco pendente, os olhos sem expressão de alegria, nem tristeza. Aproximou-se deles e tocou o ombro de dona Margarida, como se assim pudesse lhe trazer algum conforto. Mas ela nem se virou para olhá-lo, e tampouco parou de falar.

— ...e eu agora não sei mais o que fazer com o tempo... Para quem cozinhar? Como posso buscar pão fresco logo cedo, fazer o caminho que você fazia todas as manhãs, se você não vai estar lá para tomar café comigo? Não, não consigo. Eu e Natasha ficamos num deserto sem você – ela sorriu. — E nem tenho mais com quem brigar. Só se brigar comigo mesma... Também nem sei por que iria brigar comigo... Porque quem falhou foi você e eu sofri, sofri muito. Tive vontade de ir embora, tantas vezes, mas tinha medo. O que eu ia fazer sem a sua proteção, Ervin? Como eu ia viver? Preferi ter você, assim mesmo. E depois, sei que você não amou aquela mulher. Não, não amou. Isso não é amor. Foi um fogo que o tempo apaga... Eu sabia disso. – Deu um suspiro e tomou as mãos do marido entre as suas. — Eu o perdoo por isso, perdoo por ter me deixado sozinha no hotel, em Paris, para ir à Universidade. Eu bem posso imaginar que você a encontrou lá. Ela fazia doutorado, não é? Só nunca soube se ela correspondia aos seus versos, Ervin. Por isso vim embora sem falar nada. Não queria mais nem sentir seu cheiro de longe, hipócrita! E eu disse que tinha ido embora por causa do seu acesso de raiva quando nos perdemos nas ruas de Paris, um dia antes, lembra? Você ficou atordoado, gritou comigo. Me xingou, foi a primeira vez que me disse coisas horríveis. Mas hoje eu vejo... Como vejo! Já devia ser essa maldita doença – soltou as mãos de Ervin e começou a chorar.

Daniel tocou o ombro de dona Margarida mais uma vez. Ela se voltou para olhá-lo e logo escondeu o rosto entre as mãos, soltando soluços que deveriam estar sufocados por tantos anos.

As cortinas brancas balançaram com a brisa que entrava pela janela. O silêncio se alastrava, Margarida parou de chorar, a testa apoiada entre uma das mãos. Por fim, encarou Ervin mais uma vez.

— Eu o perdoo porque seu sofrimento foi maior. A paixão é uma grande ilusão. O que vale é o que nós dois vivemos juntos. Construímos a nossa família, a nossa rotina. Eu suportei calada a sua dor, mas sabia que tudo ia passar e que no fim envelheceríamos juntos, na mesma casa, na mesma mesa. Eu só não sabia que você ia nos deixar assim, esquecendo-se de nós, afastando-se a cada dia. Ah, Ervin, como me faz falta a sua sabedoria, seus dizeres precisos, os poemas que sabia de cor, as frases que tantas vezes eu não aguentava mais ouvir. Ah, Ervin, você está num lugar que eu não posso entrar. E é isso que mais me dói – pegou um lenço de papel na caixa sobre a mesa encostada na parede, passou nos olhos, no nariz. — Desculpe-me, doutor, me desculpe. – Olhou-o com mais atenção. — Está chorando, doutor Daniel?

— Eu me emocionei. Na verdade, já estava emocionado ao entrar na clínica. Tenho muitas lembranças dolorosas.

— Lembranças dolorosas?

— Minha avó morreu aqui.

— Sinto muito. Quantos anos você tinha?

— Treze.

— Morreu de quê?

Nesse momento, dona Margarida parou de falar porque Natasha apareceu na porta e, ao ver Daniel, deu um passo para trás.

— Olá, minha filha.

Ela entrou, visivelmente hesitante. Sem sorrir, sem olhar para mais ninguém, apenas permaneceu em pé olhando para o pai.

Daniel sentiu que alguém tinha que sair daquela paralisia.

— Tudo bem, Natasha? – perguntou ele se levantando.

— Tudo – respondeu e logo se virou para a mãe. — Volto depois, quando estiver sozinha, não quero atrapalhar.

— Você não atrapalha, eu estava aqui conversando com o doutor.

— Lembrei que preciso ir até o carro. Deixei meu celular lá.

Daniel ficou em pé até a porta se fechar. Esperou alguns segundos. Olhou para o relógio no pulso.

— Preciso ir, dona Margarida. Tenho uma consulta ainda.

— Precisa ir agora? Bem, então vá, doutor, não é bom deixar um paciente esperando.

Despediram-se. Antes de sair, Daniel chegou mais perto de Ervin. Os olhos fechados o tornavam ausente, a boca aberta dava-lhe um ar de entrega total e inconsciente a um mundo que se apagava com o tempo.

Daniel chamou o elevador. Esperava-o com uma impaciência conhecida. Quando menino, ficava ali, reclamando junto à mãe a demora do elevador, e ouvia que não podia ser diferente em uma clínica de idosos. É, não podia. Passou a mão no queixo. Aquela lerdeza acabava com a sua calma. De repente, riu. Não era o elevador que lhe tirava a tranquilidade, mas a vontade de chegar rápido ao estacionamento.

Assim que conseguiu chegar ao térreo, Daniel correu para ver Natasha. Ela estava parada e falando ao celular. Deu-lhe as costas assim que o viu. Daniel esperou um pouco afastado. Não podia perdê-la naquele momento. Após alguns segundos, ela desligou. Guardou o aparelho na bolsa e se voltou para ele.

Não disse nada.

— Tudo bem com você? – ele quis saber.

— Na medida do possível. Por quê? – perguntou Natasha lançando um olhar entristecido.

— Não é fácil viver essa situação – respondeu Daniel.

Ela fitou o chão por alguns instantes. Os braços largados ao longo do corpo, entrelaçava os dedos apertando as palmas das mãos. Mostrava-se inquieta.

— É, está difícil... – disse por fim, voltando a encará-lo.

Ficaram em silêncio. Daniel a fitava enquanto ela desviava o seu olhar para baixo, depois para o lado, como se quisesse fugir para longe.

— Eu queria ter ligado – disse ele. — Eu quis, mas...

— Eu esperei.

Outro vácuo se fez.

— Não é simples para mim – justificou Daniel.

— Eu sei. Você não é um homem disponível, nem sei como deixei isso acontecer.

— Você quis.

— Eu quis, sim, porque sou mulher. Foi mais forte do que eu.

Daniel assentiu e pegou uma das mãos de Natasha, que a soltou de imediato.

— A cabeça não funcionou naquela hora – completou ela.

— Saímos da cabeça e foi bom.

— Acho que não precisamos prolongar essa história, Daniel. Já sofri demais. A gente esquece o que houve e pronto.

— É isso mesmo o que você quer? – perguntou ele, levantando seu queixo, num gesto de carinho, como se pudesse beijá-la.

Ela deu um passo para trás, quando outra voz interrompeu a conversa.

— Tudo certo por aqui?

Doutor Lamartine acabava de chegar com a maleta de médico, os óculos redondos e os cabelos brancos ralos, bem penteados para trás.

— Tudo... – respondeu Daniel tentando esboçar um sorriso.

— Falávamos de Ervin, mas já estou indo embora – disse sem muito entusiasmo, deixando, talvez, transparecer seu constrangimento.

Lamartine o encarava sem um sorriso e Daniel se retirou para não prolongar a conversa. Caminhou até o carro questionando-se se Lamartine teria desconfiado de que havia algo mais além de Ervin na sua conversa com Natasha. Na verdade, nem havia Ervin, e o que ficava era tão somente o enrosco em que tinham se metido.

No entanto, uma semana se passou e Daniel teve a resposta para seu questionamento.

Após um telefonema de Lamartine, Daniel foi ao seu consultório para ouvir o que seu professor tinha a lhe dizer.

Já era início da noite e a secretária não se encontrava mais, assim, o próprio Lamartine abriu a porta. Após os cumprimentos, Daniel se sentou na poltrona dos pacientes, em frente ao seu professor, médico renomado, pós-graduado e livre-docente.

A austeridade da sala vinha dos revestimentos em madeira escura, das poltronas em couro preto e da estante repleta de livros de Medicina em diversas línguas.

— Que bom estar aqui com o senhor – começou Daniel.

Lamartine tirou os óculos e esfregou a mão nos olhos. Colocou-os novamente e o fitou.

— O que eu quero lhe dizer não é nada agradável, Daniel. Sinto-me na obrigação, fui seu professor, conheço-o desde muito jovem e o estimo muito. Por isso, tomo a liberdade de tocar num assunto delicado.

Daniel ajeitou-se na poltrona.

— Assunto delicado? – perguntou ele.

— Sim. Como vai seu casamento?

— Vai bem, quer dizer, depois de tantos anos juntos, é normal cair numa rotina. Mas por que me pergunta isso?

— Sabe, Daniel, é preciso aceitar o amor maduro, sem tanta empolgação.

Daniel sorriu.

— Eu sei muito bem disso... O que sustenta meu casamento é a vida que levamos juntos, os filhos, a casa, o dia a dia.

Lamartine tirou os óculos, passou-os de uma mão para outra.

— Preciso lhe fazer outra pergunta, Daniel.

— À vontade – respondeu já intrigado.

— Você sente algo por outra mulher?

Daniel evitou seu olhar.

— Não, claro que não. É claro que sou homem e tenho desejos, vivo as minhas fantasias. Mas respeito Milene.

— Não falo de fantasias. Falo de Natasha – interrompeu-o Lamartine.

— Natasha? – Daniel sentiu um calor invadir o tórax. Respirou fundo numa tentativa de manter o controle. — Doutor Lamartine, que ideia é essa? Estou próximo a Natasha, com certeza, mas pelo pai dela. Ela está sofrendo muito. Mas daí a achar que estou sentindo algo mais... Não, doutor Lamartine – riu para disfarçar seu incômodo.   O senhor se engana. Sinto muito carinho por Natasha e sei a dor que ela está sentindo.

— Entendo. E como foi para você tratar de um paciente com Alzheimer?

— O senhor sabe que não foi fácil. Sempre recusei, sempre encaminhei para outros médicos, mas dessa vez resolvi enfrentar.

— E por que resolveu enfrentar? O que o motivou de verdade?

Daniel percebeu seu corpo pouco à vontade. Mexeu-se para encontrar uma posição mais confortável.

— O próprio Ervin me motivou. A intelectualidade dele, a forte capacidade de raciocínio. O reconhecimento no meio acadêmico, e tudo isso se esvaindo... Isso me motivou.

— Sei... E como foi o processo?

— Vieram muitas lembranças difíceis. Tive saudades da minha infância. Minha infância antes da doença. Depois que minha avó adoeceu, toda a segurança que eu tinha foi arrebatada de mim. E não se volta no tempo.

— Você se sensibilizou demais. Misturou suas emoções. Não foi isso o que aconteceu?

— Sim, foi. Mas o que o senhor quer dizer com isso? Tive que lidar com meus problemas e não os deixei interferir no tratamento.

— No tratamento, não. Você é um excelente médico, Daniel. Mas a doença mexeu na sua vida afetiva, abalou alicerces profundos. Você se desestruturou. Essa é a minha conclusão, e eu não posso deixar de lhe dizer.

Daniel abaixou a cabeça. Até quando poderia negar tudo o que se passava dentro dele?

— Daniel, o que eu vi no estacionamento da clínica é suficiente para provar que existe outra relação entre você e Natasha, além de ela ser filha de um paciente. Tenho experiência de sobra nessa vida para saber que não estou errado, e se estou, olhe nos meus olhos e diga que isso não é verdade.

As paredes revestidas em madeira escureciam a atmosfera e a sala toda parecia condená-lo. Daniel apoiou a testa em uma das mãos, o cotovelo no braço da poltrona. Não conseguiu olhar para Lamartine naquele momento e tampouco as palavras lhe vinham na mente. Como se tivessem fugido todas, e como se isso lhe fosse um alento, uma desculpa para não ter que explicar coisa alguma.

— Daniel – continuou ele –, se você preferir ir embora sem dizer nada, tudo bem, é seu direito, sua privacidade. Mas preze sua família, sua mulher sempre tão dedicada durante esses anos todos, e, além disso, uma mulher bonita. Para que complicar? Você tem tudo o que um homem pode querer na sua idade. Uma vida estabilizada, um trabalho que parece um sacerdócio pela dedicação que exige e uma família saudável. Eu o aconselho: afaste-se de Natasha o quanto antes. Não estrague sua reputação por uma paixão que logo vai acabar. Coloque a família e a Medicina acima de tudo, pois é tudo o que você tem de verdade.

Daniel olhou para aquele que sempre lhe tinha sido tão sábio e que agora não o compreendia em nada.

— O senhor nunca deve ter se apaixonado, doutor Lamartine. Não sabe o que é isso.

— Fui casado por mais de 40 anos. Sei o que é o convívio, a tolerância, a cumplicidade, o perdão.

— Mas não foi arrebatado por sentimentos tão súbitos. É tudo inesperado, um susto. Fui tomado de surpresa quando entrei pela primeira vez naquela casa. Eu... Eu evitei enquanto pude.

— Evitou enquanto pôde? – repetiu Lamartine com o semblante contraído, dividindo o olhar entre Daniel e a caneta que segurava entre os dedos sem função alguma. — Houve então um momento em que não pôde?

Constrangido, Daniel passou as mãos nos joelhos como se pudesse se levantar de repente e se esquivar de uma revelação que jamais pensara em verbalizar a alguém.

— Não quero mais – disse Daniel enquanto colocava uma das mãos na testa. — Não posso. Escolhi minha mulher.

— Escolheu mesmo? – inquiriu Lamartine como se o cercasse em um interrogatório que o incomodava.

— Sim, escolhi, e vivo as consequências dessa escolha.

— Que consequências? – quis saber mais Lamartine.
— A verdade é que estou confuso – confessou Daniel. — Não sei mais nada da minha vida sentimental. Eu me meti em uma enrascada, só sei disso.

Lamartine o encarou como quem espera por algo. No entanto, passaram-se alguns segundos e Daniel não disse mais uma palavra.

— Milene sabe disso?
— Não, claro que não – respondeu Daniel.
— Melhor assim. Por que se meteu nisso, Daniel? Não podia, nunca. Você frequentou a família como médico e seduziu a filha do seu paciente. Não percebe a gravidade do que você fez?
— Eu não seduzi ninguém, doutor Lamartine. Aconteceu. É só isso o que posso dizer.
— Deveria ter freado seus impulsos, Daniel. Um médico precisa agir sobre si mesmo, ser senhor sobre os desejos, as paixões. Não pode ser seduzido por nada. Nada! Muito menos pela doença.

Lamartine se descontrolou e quando parou de falar, balançou a cabeça num gesto que evidenciava reprovação. Daniel tentou se justificar.

— Sei que o que fiz afronta toda a minha ética, o respeito que tenho por Milene, o amor pelos meus filhos, afronta inclusive minha postura de médico. Tudo foi por água abaixo. É quase uma violência contra mim mesmo, mas...
— Mas o quê?
— Eu sou homem e tenho minhas fraquezas. Em vez de me condenar, ajude-me a sair disso.
— Você só tem uma coisa a fazer: afaste-se de Natasha.
— Já disse que escolhi a minha mulher. Mas sou médico do pai dela que está em fase avançada do Alzheimer, doutor Lamartine. Como posso deixar de vê-la?
— Deixe que outro médico cuide de Ervin.
— Não, não posso.
— Mas é necessário.
— Não posso deixar Ervin, jamais.

— Eu o oriento a deixá-lo, porque fui eu que o indiquei como médico. Só não imaginei que você teria envolvimento afetivo e... íntimo com a filha dele.

Daniel abaixou os olhos e juntou as mãos.

— Vou evitar Natasha. É um bem que faço a mim e à minha família. Mas vou cuidar de Ervin enquanto ele viver.

Lamartine respirou duas ou três vezes. Tirou os óculos, pegou um lenço numa caixa e limpou as lentes. Daniel aproveitou aquele momento para se levantar. Estava exausto e, com a desculpa da hora, disse que tinha de ir para casa.

— Tudo bem, Daniel. Vá, volte para casa. É o melhor que tem a fazer. E espero que você aja com bom senso. Desista desse idealismo de ter de cuidar do paciente até a morte. Isso não vale sempre. Não vale na situação que você mesmo criou porque não soube se conter. Assim, encaminhe Ervin para outro médico, imediatamente. Pode dar uma desculpa de viagem, ou qualquer outra coisa que quiser. Mas se afaste de todos eles, e não se preocupe com Ervin, ele nem vai notar, está pouco consciente. É o último gesto que você pode ter para que eu volte a respeitá-lo – disse Lamartine levantando-se da cadeira.

Lamartine se aproximou de Daniel sem a expressão amistosa que costumava ter em todas as outras ocasiões. E, além da ausência de sorriso, ainda lhe indicou a porta com a mão, para depois dá-la em despedida.

Daniel desceu até a garagem, transtornado. Não podia deixar Ervin simplesmente assim, por uma fraqueza sua, e acompanhá-lo até seus últimos minutos era um desafio que iria enfrentar até o fim.

Entrou no carro e deu partida.

Olhou para o relógio.

Os meninos já iriam jantar. Milene, com certeza, estaria gritando da porta da cozinha, chamando-os impaciente. Pensou novamente em Natasha. Sua imagem não se esgotava. Ao contrário, surgia sempre mais viva. Voltou a pensar em sua casa. Felipe já se sentaria à mesa, e se serviria rapidamente, enquanto Mateus demoraria mais alguns minutos, após outros gritos de Milene. Tudo sempre o mesmo. Um desenrolar confortante no tempo.

Daniel se concentrou na direção. O trânsito fluía e logo chegaria em casa, mas teve vontade de desviar o caminho. Seguir por outras ruas, passar por outras alamedas. Parar diante de uma amoreira.

Descer.

Entrar.

Ficar.

Para um alcoólatra, seria o primeiro gole após um período de abstinência. E depois tudo voltaria a ser como antes. O vício de desejá-la à exaustão.

Respirou. Ainda bem, logo estaria junto a Milene e aos filhos, e não teria mais tempo para pensar.

XIII

O outono chegou. Naquela tarde, a temperatura amena trazia uma atmosfera cinzenta à paisagem de um dia sem sol. Daniel saiu do carro e vestiu uma jaqueta. Passou pela porta de vidro que dava na recepção e chegou ao terceiro andar.

Ervin tinha os olhos semiabertos, as mãos cruzadas na altura do tórax. Daniel se aproximou, cumprimentou a enfermeira e trocou algumas palavras com ela sobre a alimentação e o sono do paciente, antes que ela saísse, deixando-o sozinho. Daniel se sentou em uma cadeira ao lado da cama. A face pálida tinha entradas bem marcadas pela perda de peso acentuada nos últimos dias. Tomou sua mão ossuda, envelhecida, cheia de manchas senis. Mediu a pulsação. Repousou-a com cuidado sobre a outra mão junto ao peito. Retirou o estetoscópio da maleta e ouviu as palpitações. O ritmo do coração marcava o tempo da vida. Emocionou-se sem entender o porquê, afinal, tudo aquilo já fazia parte da sua rotina há anos.

Guardou o aparelho de volta na maleta e colocou sua mão sobre as de Ervin. No seu corpo quase inerte ainda ressoavam as batidas cardíacas. Daniel soltou as mãos de Ervin e olhou pela janela. As cortinas já estavam fechadas e, lá fora, escuro. Por que a consciência se esvaía? Essa resposta, não a teria tão facilmente. Apenas hipóteses. Hipóteses são probabilidades, um terreno difícil de caminhar com segurança. O fato é que quando alguém perde a consciência todos em volta vivem um grande transtorno. A mãe chegara a um esgotamento, pela dor e pela culpa de não ter podido salvar a avó. Seus olhos se umedeceram. Ela ainda era jovem e podia ter vivido mais, muito mais, mas carregou um peso que não suportou.

Mergulhado nas perdas dolorosas, Daniel se percebeu com medo. Quem perde a memória, perde a identidade e os afetos. Como se pode viver sem o conhecimento de si e do mundo?

Toda a sabedoria de Ervin se apagara. Ele, que sempre pensara tanto, vivia agora sem ocupação. Sem vontade, sem sentimentos.

Sem criatividade. Ervin não podia mais ser atuante em sua vida. Pois só a consciência dava liberdade.

Ajeitou-se na cadeira. Olhou para o lado e viu uma jarra com água. Lembrou-se de que não bebia nada havia algumas horas. Levantou-se e se serviu. A água o revitalizou. A água permitia a vida, mas e a consciência, o que a permitia existir? Andou um pouco pelo quarto. A vida podia ser um drama. E o pior drama era ser tolhido de si mesmo.

Com sua mente ativa, ele, Daniel, era capaz de suportar todos os infortúnios, todas as frustrações com maturidade. Podia fazer suas escolhas.

Ervin não.

Ervin não podia mais.

Parado, olhando o paciente a certa distância, Daniel notou que suas mãos fizeram um leve movimento. Chegou perto e se acomodou na cadeira à beira da cama. Ervin mexeu o pescoço, abriu um pouco mais os olhos. Encontraram-se. Daniel se curvou atento para vê-lo melhor e se surpreendeu. Ervin tentou tocar-lhe o tórax, num gesto lento, pela metade.

Lembrando-se da medalha que tinha no pescoço, Daniel a retirou e a colocou na mão de Ervin que a fechou entre os dedos.

— Cuide da minha medalha, professor – disse ele.

Naquele instante, Daniel ouviu a porta se abrir permitindo que algumas vozes entrassem no ambiente. Voltou-se para trás e viu dona Margarida com uma sacola na mão, acompanhada de Natasha.

— Como vai, doutor? – cumprimentou-o dona Margarida
— Está muito tempo aqui?

— Cheguei há uma hora mais ou menos. E vocês, estão bem? — perguntou lançando um olhar mais demorado para Natasha.

— Ah, doutor – disse ela colocando a sacola em cima da penteadeira encostada na parede. — Não estou nada bem.

Margarida puxou uma cadeira e se sentou. Daniel esperou que ela continuasse, enquanto Natasha se acomodou à beira da cama do pai, bem próxima a Daniel, que se afastou um pouco para lhe dar mais espaço.

— Parece que não tenho mais o que fazer na vida. O tempo não passa e a casa nunca foi tão grande. Não ouço mais os chinelos arrastando, a rabugice que tanto me irritou nesses últimos dois ou três anos... – Depois o olhou. — Quando mesmo ele começou a decair?

— A primeira consulta faz mais ou menos dois anos, dona Margarida. Mas ele já apresentava sintomas da doença há pelo menos três, conforme o relato que vocês me fizeram sobre o comportamento de Ervin.

— É que no começo a gente pensa que é velhice. Mas por que a velhice não pode ser uma fase feliz? As pessoas olham para um velho e logo pensam: coitado, que vida amarga! – concluiu balançando a cabeça, demonstrando certa indignação.

— A velhice pode ser feliz, sim, dona Margarida, prefiro acreditar nisso. Senão os anos se tornam verdadeiros vilões. E, no entanto, são os anos que nos dão condições de compreender toda a nossa vida. Isso traz aceitação, tranquilidade.

Natasha, que acariciava as mãos do pai, intrometeu-se.

— Depende de como se vive, doutor Daniel, depende das escolhas.

Ele se voltou para ela. Por que agora o chamava de doutor?

— Com certeza, Natasha.

— Meu pai sempre foi um gênio. Um intelectual brilhante. Mas sufocou os sentimentos. – Olhou para dona Margarida. — Desculpe-me, mãe, sei que esse assunto não é fácil.

— Ah, Natasha, eu olho para ele agora, desse jeito aí, deitado com a boca aberta, sem saber nem quem ele é, e só posso ter compaixão. Não consigo mais culpá-lo de nada.

— Acho que faltou leveza na vida dele – continuou Natasha. — Faltou se entregar aos pequenos momentos da vida. Sentar numa praça, tomar um sorvete, sem pensar em nada. Ele nunca fez isso. Sempre tinha muito trabalho, muitas obrigações. Vivia lendo, escrevendo críticas, fazendo análises. Ah, só de falar me dá um sufoco! Isso sem contar os compromissos acadêmicos, que não eram poucos, lembra, mãe? Meu pai nunca sentou no chão para brincar comigo quando eu era pequena. Tinha uma austeridade que me fazia pensar que ele era um rei. Mas me amava. Eu sei disso. Quando entrei na faculdade, ele ficou orgulhoso, aproximou-se mais de mim. – Natasha sorriu. — Acho que, para ele, só quando me tornei universitária eu adquiri a capacidade de pensar! E foi muito bom ter meu pai naquele momento. Trocávamos muitas ideias, eu lhe perguntava tantas coisas sem que ele fosse psicólogo. Tinha a psicologia dos romances. Analisava personagens de uma maneira tão profunda, que poucos analistas conseguem fazer.

— É, foi assim mesmo – confirmou Margarida. — E ele partiu estando ainda aqui... Que ingratidão a vida tem por mim, nesse momento, doutor. Muita ingratidão... Fiz tudo certo, tudo o que podia fazer pela minha família. E agora, essa doença. – Olhou para Ervin e tocou sua mão. — Vejo sua imobilidade, suas mãos inertes, a boca sem capacidade de pronunciar uma só palavra compreensível e me sinto impotente. Não posso ajudá-lo em nada – parou um pouco para esfregar os olhos úmidos. — É claro que já tive muita raiva, quantos momentos de desespero ele me causou! Eu tinha vontade de desaparecer, doutor Daniel, e achava que era o pior sentimento do mundo. Agora vejo que o pior sentimento do mundo é vê-lo e não tê-lo. E essa solidão que dói aqui no meu peito. Nem me deixa respirar.

— Eu entendo, dona Margarida.

Natasha se levantou e foi até a mesa.

— Acho muito difícil você entender de verdade, doutor Daniel – disse ela pegando a jarra para verter a água no copo. — Só quem passa por isso na pele pode saber como dói.

— É, tem razão, só quem passa na pele... – respondeu Daniel desviando os olhos para baixo. Calou-se por alguns instantes para depois se virar para Margarida. — A senhora vai passar a noite aqui?

— Vou. Preciso cuidar dele. Senão... Ah, senão vou ter que carregar essa culpa pelo resto da vida.

— Que culpa, dona Margarida?

— De tê-lo deixado nesta clínica. Daqui a alguns dias é seu aniversário. Para que viver assim?

— O aniversário de Ervin... Lembro-me do jantar do ano passado. Parece que o tempo se foi tão rápido... – rememorou Daniel.

— Pois é, doutor, a doença o consumiu de maneira impiedosa. Nunca pensei que um ano depois eu o largaria só aqui – desabafou Margarida.

— A senhora não o largou. Não pode mais assumir essa situação sozinha. Aqui ele está muito bem amparado e a senhora vem com frequência, está ao lado dele.

— Eu falo para ela, mas todos os dias ela se acha culpada – completou Natasha.

— Sempre tem aquele na família que se sente assim – disse Daniel olhando para dona Margarida. — Pelo fato de o Alzheimer ser uma doença sem volta, dá essa sensação de impotência. Mas a única coisa que podemos fazer, além da medicação e do acompanhamento médico, é trazer conforto para a pessoa. E para isso, quem cuida precisa estar bem, precisa ter momentos de descanso. O cansaço e a irritação só fazem mal ao paciente e ao cuidador.

— Eu sei de tudo isso, doutor. Mas tem pessoas que conseguem manter o doente em casa, e sei que é uma opção muito melhor, mas eu... Eu não consegui. Ervin não aceitava ajuda de ninguém que não fosse eu, e agora, já que mal se levanta e quase sempre fica inconsciente, penso que ele poderia estar em casa com uma enfermeira. E eu por perto.

— Não existem regras para se seguir – garantiu Daniel. — A decisão da família é muito particular e deve ser respeitada sempre. Não se culpe.

Dona Margarida esfregou os olhos com uma das mãos e depois disse:

— O grupo de apoio que você me recomendou, doutor, me faz muito bem. Posso compartilhar minha dor com quem entende. Pessoas que passam pelo mesmo problema somam forças. Ninguém se mantém sozinho nessa luta. Sozinha eu já teria morrido.

— Mãe, não dramatize.

— Não é drama, é verdade – retrucou Margarida. — Eu quis cuidar dele, mas cheguei a um ponto de esgotamento. O doutor já tinha me avisado que ia ser assim. Mas eu acreditei que podia aguentar até o fim. Não, não deu... Agora Ervin está aqui e mesmo que eu tenha essa culpa, sei que não pode ser diferente. O que eu posso fazer por ele é estar ao lado, só isso.

Daniel olhou para o relógio.

— Dona Margarida, agora eu preciso ir, mas qualquer problema que surgir, pode me ligar — disse levantando-se. — E continue participando do grupo de apoio da associação, são pessoas que ajudam muito.

— Pode deixar, doutor. Tudo mudou para mim desde que comecei a compartilhar a minha angústia com pessoas que passam pelo mesmo problema.

— Bem, então vou deixá-las, amanhã eu venho.

— Doutor – disse Margarida. — Posso lhe fazer uma pergunta?

— Claro.

— É sempre tão dedicado assim com seus pacientes?

Daniel parou para pensar. Na verdade, dedicava a Ervin uma atenção que não poderia dar a tantos outros pacientes, talvez por um afeto maior, uma ligação que criara com a família e também por todos os sentimentos que vinham à superfície com a doença de Alzheimer.

Mexeu nos cabelos. Olhou mais uma vez para o relógio.

— É meu trabalho. Faço o que posso.

— Parece que tem um carinho especial para com meu marido – observou ela.

— Admiro-o muito. Um homem assim, pude encontrar raras vezes na vida – respondeu tendo que controlar a emoção que tomava conta da sua fala. Não queria chorar, expor-se daquela maneira. De súbito, despediu-se das duas e foi para a porta, quando ouviu:

— Espere um pouco, também vou descer – disse Natasha levantando-se.

— Não vá agora, minha filha – disse dona Margarida. — Espere mais um pouco.

— Vou sim, mãe. Estou exausta.

Natasha pegou a bolsa, deu um beijo em sua mãe e outro em seu pai.

Daniel permaneceu no batente da porta, ainda aberta, até que ela passou por ele para juntos descerem ao térreo.

No elevador, nada disseram. Espremeram-se no canto que sobrava do espaço quase todo preenchido por uma cadeira de rodas onde se sentava um idoso, duas enfermeiras e uma velhinha em pé que segurava uma pequena bolsa vermelha de um tecido brilhante.

Saíram por último e andaram lado a lado até o estacionamento. Natasha ia com a cabeça meio baixa, como se mergulhasse em seus próprios pensamentos ou talvez buscasse algo para dizer. Daniel sentiu seu braço se encostar ao dela, num súbito momento de encontro entre os passos apressados que davam em silêncio.

Natasha parou na frente do seu carro.

— Bom, então vou indo – disse ela.

— Você está bem? – perguntou Daniel.

Ela sorriu meio sem querer.

— Por que me faz sempre a mesma pergunta, Daniel?

— Porque me importo com você.

— Pois eu vivo um vazio insuportável – disse se encostando na porta do carro ainda fechada.

— É pela internação?

Ela hesitou. Apoiou a testa na mão e por uns instantes não disse nada.

— Em parte – respondeu por fim.

Daniel tocou seu ombro. Podia adivinhar a fragilidade do seu corpo, teve vontade de puxá-la para si para consolá-la de todas as tristezas. No entanto, permaneceu parado e perguntou:

— Você vai para casa?

— Vou.

— Então vou com você.

— Não precisa.

— Precisa – disse decidido. — Você não está bem.

— Não quero, Daniel.

— Mas eu vou mesmo assim.

Como que por vencida, Natasha sorriu e fez um gesto de concordância com a cabeça. Daniel a seguiu pelas ruas, até que chegaram em casa. Assim que desceu do carro, ele notou a amoreira carregada de frutas. Pegou algumas e as deu a Natasha, que estava do lado de dento do portão, esperando-o entrar.

— Amoras – disse ele.

— Adoro. Mas nunca tenho tempo de pegá-las, acredita?

Daniel a observou dar duas voltas na chave e respondeu:

— Claro que acredito. É sempre difícil olhar para o que está na porta de casa.

Natasha subia as escadas na frente, voltou-se para ele sorrindo.

— Sempre o que é distante parece melhor. E a felicidade pode estar bem perto, como essa árvore cheia de amoras doces.

Entraram na sala e Natasha lhe ofereceu algo para beber.

— Não, obrigado, Natasha. Primeiro, as amoras – disse, estendendo-lhe a mão.

Ela sorriu. Pegou uma fruta de sua mão e a colocou na boca.

— Gosto desse doce azedinho... – disse, enquanto a comia, sem saber que aquela pequena fruta tingia-lhe os lábios de vermelho.

Natasha saiu por um momento e voltou com uma garrafa de água e dois copos. Serviram-se e se sentaram no sofá.

— Eu tinha planos de me mudar logo; o apartamento que comprei está quase pronto, mas agora não posso deixar minha mãe sozinha nessa casa, que ficou tão vazia para ela.

— Talvez você precise de um tempo para fazer essa mudança.

— Quero ter meu espaço. É muito estranho nessa fase da vida voltar a ser filha, morar com os pais. É que na época do meu divórcio não tinha condições de pagar a compra do apartamento e ao mesmo tempo alugar outro imóvel.

— É uma fase de transição que exige um pouco de paciência – disse ele, tentando consolá-la.

— Uma fase bem difícil, eu diria... Sinto muita solidão.

Daniel passou a mão no rosto de Natasha. Os olhos se fixaram e não se desgrudaram por algum tempo. Daniel continuou a lhe fazer carinho na face, até que colocou a mão na sua nuca e lhe afagou os cabelos pela raiz, puxando-a para mais perto de si. Natasha se afastou ligeiramente, como uma resistência instintiva.

— Não podemos mais – disse ela.

— É o que a razão diz – concordou ele sem deixar de deslizar o dorso dos dedos pela sua face.

Ela encostou a cabeça no seu ombro e o abraçou.

— Não diga não, Natasha, não agora – disse ele, já com os lábios bem próximos de seu pescoço, percebendo-a apertá-lo contra seu corpo.

Daniel sabia que não tinha mais escapatórias, e sem intenção de se conter, lançou-se com um ímpeto avassalador para buscar a saciedade daquela paixão que o jogava num atordoamento cruciante.

Beijaram-se longamente até que as mãos começaram a percorrer a pele por dentro das roupas, que iam tirando enquanto se buscavam, incansáveis. Daniel a tocou na intimidade, preparando-a para o amor. Beijou-a inteira, sentiu-se puxado por ela, e, num frêmito instintivo, amalgamavam-se como se pudessem irromper os limites da pele, atingir o cume daquela escalada. Para depois descer, estarrecer, quase morrer.

Morrer num mundo sem palavras, quando só os corações ainda palpitam juntos, acelerados, num momento em que não se deseja mais nada.

Os corpos ainda permaneciam unidos, indistintos. Daniel respirava sobre ela, sentia o movimento do seu tórax envolvido pelos braços de Natasha, confortantes, num instante em que ele, homem, entregava suas forças. Daniel acariciava os cabelos de Natasha, como se fosse ela, agora, a imperatriz, a soberana.

Permaneceram ali, numa passividade silenciosa, sem máscaras, sem *performances*. Daniel podia ficar assim, num tempo que se fazia incontável. Até que Natasha se mexeu. Daniel se levantou devagar, olhou para o relógio. Sobressalto. Tinha de ir, rápido. Procurou as roupas, vestiu-se. Natasha se cobriu com o casaco e ficou a olhá-lo.

Percebendo que aquele gesto revelava o quanto era um homem comprometido, Daniel se sentou ao lado dela e a envolveu com firmeza.

— Dói demais deixar você ir – disse ela. — Sei que você vai chegar em casa e se deitar ao lado da sua mulher. E eu me pergunto o que estou fazendo – disse, colocando a mão na testa.

— Eu não posso sair do meu casamento de um dia para o outro – levantou-lhe o queixo com delicadeza. — Vou conversar com Milene aos poucos. Ela é uma mulher explosiva, não vai aceitar. E ainda mais se souber que... – passou os dedos pelo seu rosto, nos lábios, beijou os olhos que o fitavam.

— Souber o quê? – perguntou ela, enquanto ele a beijava em toda face.

— Que você me tirou completamente do sério.

Natasha o beijou na boca, com fervor, até que Daniel se ergueu e lhe deu as mãos para ela também ficar em pé.

— Preciso mesmo ir.

— Até quando você vai ter que ir? – perguntou ela, quase num sussurro.

Daniel sorriu sem resposta. Beijou-a, talvez assim lhe mostrasse o que lhe ia no coração. Juntos foram até a entrada da casa, despediram-se como amantes que não sabem quando poderão voltar a se encontrar. Com profusão de sentimentos. Ardor. Beijos intermináveis com o gosto do inacabado.

Ele a deixou e saiu para a rua, ouvindo-a trancar o portão do lado de dentro.

Daniel dirigiu de volta para casa, a cabeça tomada por pensamentos múltiplos.

Tinha de encontrar uma desculpa para Milene, àquela hora, quase meia-noite, não haveria motivos convincentes para chegar tão tarde. Milene o infernizaria com sua cólera. Olhou para o celular. Nenhuma chamada, ainda bem. Como não vira o tempo passar? Que mancada! Natasha o arrancava da realidade. A vida trazia suas provas, e aquela, com certeza, testava a fidelidade que sempre garantiu a Milene. Sim, sempre garantiu, depois de um passado com tantos enlaces afetivos. Hipócrita. Por que mentir para si? Afetivos algumas vezes, sexuais, sempre. Até que decidira por um fim na inconstância, afinal, formava-se médico e precisava ter mais seriedade na vida.

Casou-se, manteve-se fiel. Uma conquista. Também, somente lhe importavam a família e a profissão e por tanto tempo, se olhasse para outra mulher, era apenas para lhe admirar a beleza. Milene tinha sido uma mulher fenomenal. Em tudo. Não precisava de outra. Mas agora saía do autocontrole. Tentou buscar justificativas. Fora pego de surpresa pelo destino e se via naufragar em emoções que reviravam sua vida. Que fidelidade poderia ter?

Parou num farol. Ligou o tocador de CD. A música interpelava os pensamentos. Não, não podia se dispersar. Desligou. Passou a mão na cabeça.

Teve saudades da paz da rotina. A paz que tinha antes de Natasha.

Natasha o levava a transpor instâncias indecifráveis. A paixão o impelia a ir além da própria ética, além do que construíra na vida adulta, como homem, marido, médico, e que jamais lhe passara pela mente desafiar. Tudo consolidado numa certeza que agora ele via não existir.

O farol abriu e Daniel prosseguiu.

As forças do desejo o tomavam por completo. Viu-se numa batalha interior inimaginável.

A pior batalha, da qual não sairia ileso.

Viu-se mais de perto e se deparou com um lutador que tem a si mesmo como adversário, e que não sabe quem será vencedor.

Entrou em casa. Milene deixara apenas a luz do *hall* acesa. A casa se encontrava mergulhada no silêncio das horas, todos dormiam, até Toby, que levou alguns segundos para vir ao seu encontro, as orelhas ainda amassadas, o rabo abanando.

Caminhou pelo corredor contendo a intensidade dos passos. Colocou a mão na maçaneta da porta do quarto e, muito devagar, puxou-a para baixo.

Trancada.

Daniel não se moveu por alguns segundos. Pensou em chamá-la, mas acordaria os meninos, ainda mais pelo escândalo que Milene faria. O sofá era a alternativa.

Pegou um cobertor no armário do corredor e foi para a sala. Tirou os sapatos, o cinto, a calça, a camisa e se deitou, cobrindo-se até o pescoço. A almofada não era tão boa quanto o travesseiro, especial, escolhido após muitas tentativas malsucedidas, e agora, lá, fechado no quarto, ao lado de Milene e sem uso. Ela deveria ter ficado furiosa, pois nem o travesseiro deixou do lado de fora, sabendo da dificuldade que tinha para dormir. No entanto, Daniel estranhou o fato de Milene não ter telefonado. E só poderia haver duas hipóteses. Ou caíra cansada num sono profundo, o que seria melhor para ele, ou o pior: nem dormia ainda.

A lembrança de Natasha ainda impregnada no seu corpo confundia-se com a culpa, a porta trancada, o sofá incômodo. E Milene quieta.

Preocupado com a manhã seguinte, Daniel não conseguia desligar o fluxo incessante de pensamentos, e por isso o sono tardava. Levantou-se. Foi até a copa e procurou na caixa de medicamentos um remédio que o ajudasse a dormir. Tomou com meio copo de água e voltou para o sofá, Toby ia atrás, acompanhando-o a cada passo.

Fez um carinho no cão e se ajeitou como era possível. Aos poucos começou a sentir o corpo se esparramar num espaço que parecia muito maior do que aquele sofá. E as pálpebras pesavam mais e mais até que a consciência se esvaiu.

Sem saber ao certo quantas horas se passaram, Daniel percebeu a luz da aurora que atravessou as cortinas finas da sala. Sentou-se e ouviu Milene chamar os meninos. Depois, com passos firmes ela entrou na sala e não o olhou. A pior manifestação de raiva. Seria melhor um acesso de cólera. Mais autêntico.

— Bom dia, Milene – arriscou ele.

— Onde está o bom-dia? – perguntou em tom irônico.

— Deixe-me falar – tentou.

— Não me diga nada, "doutor" Daniel. Para que você não se torne agora um homem mentiroso.

— Milene, deixe-me falar – insistiu.

— Estou com pressa, não vê? Felipe e Mateus, andem logo! – gritou indo para a cozinha preparar o café da manhã e depois levá-los à escola.

Daniel aproveitou esse momento para ir ao quarto. Não sabia nem o que dizer, e ela tinha razão. Ia se tornar um homem mentiroso. Por que as mulheres pareciam adivinhar o que se passa na mente? Nem todas, pensou. Algumas eram tolas demais. Caíam em qualquer conversa. Mas Milene não era assim. Sabia sempre de tudo. Também era a melhor pessoa do mundo quando de bom humor. Tinha a risada contagiosa de quem sabe se divertir; mas com raiva, tornava-se incontrolável.

As vozes dos meninos ecoaram para dentro do corredor, Felipe agitado e falando alto como sempre, Mateus, mais devagar, queixando-se da pressa da mãe. De repente, ouviu a porta de entrada se fechar e o silêncio se instalou.

Milene iria à academia logo depois de deixar os meninos na escola; depois passaria no supermercado e traria pães, frutas e laticínios. Daniel sentiu contentamento por todas aquelas situações previsíveis. Pequenas. Como não amar o que dava vida à sua família?

Foi ao banheiro. Ligou o chuveiro. Inquietou-se. Uma única decisão poderia pôr fim ao chão que o sustentara durante anos. Doutor Lamartine estava certo. Não podia continuar o romance com Natasha e correr o risco de ver desmoronar seu casamento, a admiração dos filhos e sua credibilidade como médico.

A paixão era mesmo uma droga.

Um vício.

Desejava-a quanto mais fosse proibida, um segredo manchado, uma transgressão.

Enfiou a cabeça embaixo da ducha e deixou a água correr pelo corpo. Queria fugir daquele lugar da mente que se preenchia com a imagem de Natasha. Pois, sem saber o que fazer, sentia-se distendido entre o reconhecimento por uma e o desejo incontrolável por outra.

E apenas se via cambaleando entre.

Entre duas.

Pegou a maleta, passou pela sala, fez um carinho em Toby e se dirigiu para a porta. Nesse momento, ouviu um barulho de chave. Milene abriu a porta do lado de fora e entrou, inesperadamente.

— Você não foi para a academia hoje? – perguntou Daniel.

— Não – respondeu a fala seca.

— Eu quero conversar com você, Milene. Fiquei na clínica, perdi a hora.

— Na clínica? Pois eu liguei para lá às nove da noite e me disseram que o "doutor" Daniel tinha saído por volta das sete e meia. Que mentira é essa? – questionou, elevando a voz.
— Milene, eu explico...
— Explica nada. Não tem nem o que explicar. Saiu com ela, não é?
— Ela quem?
— A filha do seu paciente que não lhe deixa em paz.
— Pois fiquei um pouco com ela, sim – respondeu irritado.
— Ela estava mal com a internação do pai. Conversamos até ela se acalmar.
— Ah, e por que você se preocupa tanto com essa mulher? Deixe que ela resolva seus problemas, ora!
— Eu não quero ficar nesse clima com você. Você é minha mulher, mãe dos meus filhos.

Milene olhou para baixo. Suspirou.

— Tudo o que eu quero, Daniel, é acreditar em você. Que isso seja verdade, pois eu não suportaria perdê-lo. Essa mulher deve ser muito complicada, mesmo – continuou Milene puxando-o para a cozinha. – É psicóloga, mas tem tantos problemas! Deus me livre ser psicóloga desse jeito. Não sabe lidar com a doença do pai e fica abusando de você. Ela não sabe que o "doutor" tem família? E sabe o que eu acho? Em vez de pagar um psiquiatra para as próprias loucuras, fica pegando carona com o médico do pai. Ridículo para uma mulher adulta. E ainda por cima psicóloga, ora essa!

Milene pegou a garrafa térmica de café e despejou nas duas xícaras. Daniel olhou para o relógio.

— O que foi, está com pressa?
— Sim, Milene, tenho que estar daqui a pouco no consultório.
— Eu sei. Depois do café você vai.

Daniel sentou-se à mesa da copa. Milene se mostrava mais calma, e a conversa estava bem mais fácil do que imaginara, mas também o colocava numa posição de conforto em que não precisava encontrar uma solução imediata para seus conflitos. Mexeu no pescoço, como de hábito, para tocar a medalha. De repente lembrou-se de que a tinha dado a Ervin.

Milene olhou para seu pescoço nu.

— Ué? E a medalha?

— Dei para Ervin.

— Deu? – disse em tom pausado. — Que estranho...

— Outro dia ele olhou para mim, é raro, sabe? E tentou fazer um gesto com a mão, acho que queria tocar a medalha. Já tinha curiosidade na medalha quando ainda estava lúcido. Tirei do pescoço e coloquei entre suas mãos. Foi assim... – disse Daniel, percebendo que uma forte comoção o invadia.

Milene fechou o resto de sorriso, as sobrancelhas contraíram-se e a expressão dos olhos se endureceu.

— O que foi, Milene? Por que essa cara? – perguntou intrigado.

— Porque isso só pode ser mentira, Daniel. Você nunca iria dar essa medalha.

— Não ia mesmo, se não fosse Ervin.

Milene se levantou da cadeira e apoiou as duas mãos sobre a mesa, inclinando o corpo para a frente, num claro gesto de indignação.

— Você nunca iria dar essa medalha! – repetiu ela mais irritada. — Pensa que sou idiota? Quer que eu acredite nessa história esdrúxula?

— Não estou entendendo – disse Daniel, tentando manter-se calmo nas palavras. Não desejava criar discussões que não tinham fim.

— Não está entendendo... – disse ela, virando-se de lado para olhar para o chão. Depois se aproximou e o fitou com uma cólera que Daniel conhecia bem.

— A única ocasião da sua vida em que você tira essa droga de medalha, "doutor" Daniel, é na hora de fazer sexo. Ou se esqueceu disso?

Daniel levou um susto. A força do inesperado é capaz de derrubar qualquer tentativa de argumento. E não havia argumentos que poderiam contrariar a verdade. Milene chegava aos fatos por um caminho sinuoso. Mas chegava.

Milene deu-lhe as costas e foi para dentro.

Por que tinha colocado a mão no pescoço? Um gesto habitual, sempre tão inofensivo e que agora mudava o rumo da conversa. E talvez, da vida.

Mas, em vez de ir atrás de Milene para tentar lhe apresentar outras tantas justificativas vazias, pegou a maleta deixada no *hall* e saiu.

XIV

Pouco mais de um mês se passou e Daniel conteve o impulso de responder a algumas chamadas de Natasha. Duas ou três, até que ela desistiu. Doía-lhe pensar o quanto a fazia sofrer, mas não queria continuar uma relação que o forçaria a assumir um posicionamento.

Por esse tempo, Daniel almoçava no sábado com a família no restaurante do clube, quando foi chamado às pressas. Alberto, recém-chegado do Canadá, disse-lhe que Margarida tinha contraído uma pneumonia e se encontrava internada no hospital. Acrescentou que doutor Lamartine já a assistia, mas ela queria muito conversar com Daniel.

Sem dizer nada, desligou o celular e se levantou da mesa.

— Preciso ir ao hospital – disse ele, tomando o último gole de guaraná. Olhou para o aparelho e o guardou no bolso.

— Quem ligou? – quis saber Milene.

— Alberto de Apolinário.

— O que houve? – perguntou, pegando o guardanapo para passá-lo delicadamente sobre os lábios.

— Dona Margarida está internada com pneumonia.

Milene deixou o guardanapo no colo, segurou o garfo e permaneceu parada, a mão no ar.

— Então virou pneumologista? – Um meio sorriso tentava disfarçar a contrariedade. Era visível o esforço que Milene fazia para não iniciar uma discussão e muito menos se tornar intempestiva.

— Não – disse rindo. — Não virei pneumologista. Ela quer falar sobre Ervin, com certeza. Deve estar preocupada. O marido internado, ela assim, também internada, não é uma situação fácil, Milene.

Ela continuou parada, inquirindo-o com o olhar.

— Vou indo, então – disse, despedindo-se dos filhos.

Virou-se de costas para ir embora, mas de repente parou e virou para trás. Milene ainda o observava. Ele lhe acenou e caminhou rápido para o estacionamento.

Desde que começara a ser pontual para o jantar, o ciúme de Milene foi se aquietando, devolvendo a normalidade à vida exterior, feita de horários e compromissos. No entanto, a vida interior continuava inquieta; Daniel lidava com a rotina de sempre, mas entremeada por pensamentos que o invadiam, quando a mente insistia em lhe evocar sensações remanescentes de uma relação imprópria. Um sentimento que se assemelhava à tristeza levava-o a mergulhar num espaço vazio onde não existe consolo. Para isso, estudava sem parar, trabalhava sem trégua. Assumiu palestras em congressos médicos e decidiu iniciar o doutorado. Precisava se ocupar, ocupar-se bastante para que reencontrasse a paz o mais rápido possível.

Daniel se indagava se somente àquela altura da vida se deparava com a dor de que tanto falam os romances, as músicas, os poemas. A dor da ausência, do desejo. A dor de uma busca indefinível, de não saber que rumo tomar. Tudo isso misturado de maneira caótica e angustiante. Queria sair daquele espaço desconhecido de si mesmo. Queria voltar para o lugar antes de Natasha, das discussões com Milene e das mentiras. Queria ser apenas o doutor Daniel que tem mulher, filhos e pacientes. Queria, queria, queria. Queria tanto e não podia. Sentia-se desnorteado por um amor que não se fundava apenas na posse física e, ao contrário de tantas outras experiências antes do casamento, viu-se escravo de um desejo de repetição. Queria tê-la novamente, à exaustão, até que um dia, quem sabe, pudesse dizer a si mesmo que estava livre. Então, sim, poderia retornar à paz de antes.

Mas naquele momento, ainda precisava se fundir a ela, perpetuar-se nela e ali encontrar o fim de suas angústias.

Daniel chegou à rua do hospital onde estava dona Margarida. Parou o carro no estacionamento e caminhou rapidamente para a recepção.

O hospital lhe continuava familiar. Poucas mudanças ocorreram ali desde que Daniel deixara os plantões para atender no consultório e na clínica de recuperação de dependentes químicos.

Os corredores brancos permitiam a passagem apressada de médicos, enfermeiros e pacientes deitados em macas ou caminhando acompanhados em fase de reabilitação. Um universo à parte, feito de realidades transitórias. Ninguém jamais sai o mesmo de um hospital. Nem paciente, nem médico, pensou Daniel.

Após cumprimentar antigos colegas, Daniel entrou no 43. Bateu na porta. Alberto abriu e o convidou a entrar. Margarida encontrava-se semideitada, os olhos fechados, recebendo soro.

— Como ela está? – perguntou Daniel.

— Recuperando-se bem. Mas foi um susto – disse Alberto, erguendo as sobrancelhas, meio assustado.

Daniel se aproximou, tocou-lhe o pulso. Ela despertou de um sono leve e o cumprimentou com um leve aceno de cabeça. Depois, dirigiu-se a Alberto.

— Deixe-me conversar com o doutor Daniel, a sós, filho. Vá tomar um café enquanto isso.

Alberto saiu e Daniel puxou uma cadeira para ficar mais próximo a dona Margarida.

— E então, dona Margarida? Como se sente agora? – começou ele.

— Sinto fraqueza, mas não é de mim que quero falar.

— É sobre Ervin?

— Sobre minha filha.

Daniel juntou os lábios antes abertos num sorriso e esforçou-se em fitá-la sem receio.

— Afaste-se dela, doutor. – A expressão séria evidenciava que Margarida sabia o que se passava entre eles. Como sabia?

— Ela... – Daniel tentava buscar as palavras. — O que ela lhe disse?

— Não disse nada, mas eu sei. Dias atrás fui buscar a confirmação. Eu não entendo, o doutor tem uma mulher encantadora...

— Confirmação?

— Falei com Lamartine. Ele me contou tudo e não tenho receio em lhe dizer isso, pois o doutor deve ter consciência do erro que cometeu.

Daniel desviou a atenção para a persiana branca que cobria a janela cujas frestas abertas permitiam a passagem da claridade.

— Sim, eu sei – admitiu ele.

— É um assunto delicado... Mas, desde a primeira vez que o doutor esteve em casa, notei como se olharam. Depois, convidei o para jantar, quando veio também o doutor Lamartine. E naquela noite tive certeza de que minha filha tinha um interesse diferente por você. Também, é compreensível. Ela está só e o doutor é um homem com muita presença.

— Eu me lembro bem de tudo isso, dona Margarida. Depois do jantar, doutor Lamartine colocou Mozart para Ervin. Foi um momento inesquecível.

— Pois é, doutor, como se recorda tão bem das coisas, deve se lembrar de que naquela noite também lhe falei do ex-marido de Natasha, aquele escroto que a fez sofrer tanto, e assim, quem sabe, o doutor percebesse que ela não merecia mais complicações na vida.

— Que outras complicações?

— Um homem casado. Pode haver complicação maior para uma mulher independente como minha filha, e que quer ser feliz?

— Eu entendo a sua preocupação como mãe, mas Natasha é adulta, pode decidir o que deve e não deve fazer.

— Adulta e livre, o que o doutor não é. Eu quero que Natasha se case de novo e reconstrua sua vida afetiva com segurança. E transparência. Não quero minha filha se encontrando às escondidas por ser a outra. Que humilhação para uma mulher como ela – disse de maneira lenta, com visível esforço em falar.

— Entendo.

— Foi depois daquele jantar que decidi procurar outro médico. Fomos a um doutor recomendado pela minha cunhada, nem comentei com Lamartine que o tinha indicado para nós. Ficamos uns seis meses sem aparecer no seu consultório, mas não deu certo. Ervin queria o doutor Daniel. Então, eu fui procurá-lo de novo.

— Sim, eu me lembro, dona Margarida.

— Depois, no parque do Ibirapuera. Aquela crise de Ervin nos assustou. Natasha quis lhe telefonar, eu hesitei, mas não tinha outra saída. Eu vi Natasha correr na sua direção, vi o abraço, o doutor segurou as mãos da minha filha por tanto tempo... Não era o médico que estava ali.

Daniel balançou a cabeça em gestos mínimos. Concordantes.

— Depois, você conseguiu convencer Ervin a voltar para casa, lembra?

— Claro que sim.

— E ficou no jardim conversando com minha filha por tanto tempo... Eu os vi da janela, e então, não sei se por isso ou não, vocês foram para a rua. Fiquei agoniada. Então, chamei Natasha, disse que tinha uma ligação para ela.

Daniel não respondeu. Inconformado, rememorava os acontecimentos conforme Margarida os relatava. Como é tola a mente apaixonada. Pensa que ninguém vê as intenções que estão por detrás.

— Pois é, doutor Daniel. Eu queria que Natasha caísse na realidade. Queria que ela se convencesse de que o doutor é um homem casado. Então resolvi convidá-lo junto à sua esposa para o aniversário de Ervin.

O aniversário de Ervin, o dia em que se sentou entre Milene e Natasha.

— Coloquei-o sentado na mesa entre as duas. Mas me arrependi.

Daniel se levantou. Respirou mais fundo, foi até a mesa de apoio ao lado de Margarida. Não aguentava mais aquelas revelações. Conteve-se, virou-se para dona Margarida.

— A senhora quer um pouco de água?

— Não, mas se quiser, sirva-se.

Pegou um copo descartável e encheu até a metade com água mineral. Bebeu e voltou a se sentar. Levou a mão até o pescoço, tocou a pele exposta, sem medalha, sem nada.

— Eu me arrependi – continuou Margarida. — Não conhecia o temperamento da sua mulher, na verdade, pensei que fosse uma pessoa mais discreta, menos ousada.

— Minha mulher nunca se cala quando contrariada. E sempre fala o que pensa. Nunca faz nada por trás.

— Sim, acredito. Gostei muito dela. Ela olha nos olhos, com coragem. É uma virtude, das maiores. Natasha não é assim. Mais tímida, guarda o que sente para si, apesar de que naquele dia me surpreendeu. Parecia querer enfrentar uma situação em que já se via perdedora. Talvez tentasse se superar.

— Por que a senhora diz isso? – perguntou já sentindo muita revolta.

— Ficou evidente que ela travou uma batalha com Milene. Nesse dia me preocupei de verdade. Vi que minhas desconfianças tinham fundamento.

— Eu não sei nem o que lhe dizer, dona Margarida. Estou chocado com tudo isso.

— Chocado? Eu é que tenho que ficar chocada. Então, não diga nada. Só ouça. Eu ainda não disse tudo. Lembra-se que depois do jantar nunca mais o chamei em casa?

— Sim. Atendia Ervin no consultório. Muitas vezes a senhora foi com sua cunhada quando precisava de ajuda para levá-lo.

— Sim, a irmã de Ervin – fez uma pausa e depois disse. — E eu pensava que a questão estivesse resolvida, o tempo... O tempo anestesia o calor dos sentimentos, e na minha cabeça, Natasha poderia encontrar outro homem.

— E encontrou?

— Infelizmente não, e naquele dia, ah, meu Deus! Por que Alberto não foi buscar o atestado de internação? Tudo saiu do meu controle. No dia seguinte, quando vi minha filha feliz, apesar da internação... Mãe não se engana – suspirou. Alisou o lençol e depois juntou as mãos, apoiando-as sobre o peito. — Fiz o que eu pude, mas deu no que deu.

— É, dona Margarida... Deu no que deu – confirmou Daniel, mal podendo crer em tudo o que ouvira. Como se ele fosse uma marionete naquela situação.

— Posso lhe perguntar uma coisa?

— Depois de dizer tudo isso, pode perguntar o que quiser, dona Margarida.

— O que sente por minha filha?

— Essa situação me tirou a paz. Pode ser amor.

— Ah, doutor Daniel, o amor requer tempo... Não teve tempo de amá-la.

— O que sinto é novo para mim.

— O que sente é paixão. Amor se faz com a convivência. É o que tem com sua mulher.

Daniel sentia-se confuso.

— Olha, dona Margarida, tenho evitado sua filha. Garanto. E estou sofrendo como nunca me aconteceu antes. Se isso não é amor, não sei de mais nada.

— Ervin... Sempre desconfiei que Ervin tivesse uma paixão. Escreveu versos e não eram para mim. Não sei se realizou esse amor, prefiro pensar que não. E se tivesse nos abandonado, teria estragado seu prestígio, seu nome.

— Desculpe-me, dona Margarida, sei que posso magoá-la com o que vou dizer e a senhora nem está em condições físicas para mexer nas emoções. Mas eu não sei se quero enganar a mim e à minha mulher para conservar a minha reputação. A verdade é o maior prestígio que posso ter.

Dona Margarida o olhou com gravidade.

— Se quer viver a verdade, por que não se decide?

— Porque a verdade é difícil, exige escolhas que nos trazem grandes perdas.

— Os filhos.

— Os filhos, Milene, e tudo o que eu conheço de mim até hoje.

— Sabe, não consigo ter raiva de você. Sei que não é um canastrão. Está apaixonado. Só que é casado, tem família. E não pode destruir tudo por causa de uma paixão que não sabe como vai terminar. Sabe, no fim, Ervin me amou. Sim, ele me amou a cada dia, a cada gesto de atenção, a cada briga. Essa é a verdade. Fui eu que jamais o perdoei, guardei rancorosa a dúvida que me causou. Fui muito rude com ele, dura mesmo.

Daniel quase nem respirava.

— Não engane sua esposa. O matrimônio é sagrado. Eu também lhe peço, não faça da minha filha uma amante. Porque eu vou fazer de tudo para que isso não aconteça.

Ele abaixou a cabeça. Por que tinha de ouvir seu próprio julgamento se ele já tinha decidido a não procurar mais por Natasha?

— Eu já me afastei de Natasha. Fique tranquila.

Margarida sorriu e olhou para a porta. Era Lamartine, que logo entrou estendendo a mão a Daniel, sem o abraço afetuoso que costumava dar.

Daniel queria ir embora dali o quanto antes. Segurou a mão de dona Margarida.

— Espero que a senhora se recupere logo. – E olhando para Lamartine, sem lhe sorrir, disse: — Até logo.

XV

Existem momentos na vida em que todas as ruas se cruzam, desconhecidas, como vias de um labirinto que não levam a lugar algum.

Daniel não sabia mais como se conduzir. Descobria-se incapaz de se defender dos assaltos emocionais que guiavam seus passos de maneira caótica; passos ora impulsivos, fazendo planos para ver Natasha, ora estáticos, de maneira que engessavam uma vontade que não cabia mais nas dimensões de seus paradigmas.

Assim, decidiu na semana seguinte procurá-la, com a determinação de encerrar o romance iniciado. Pelo celular, ela impôs certa resistência em vê-lo. E com razão. O último ato amoroso terminara com promessas de reencontro e, no entanto, ele se esquivou, mantendo apenas alguns contatos escritos em que dizia que logo a procuraria. Não tivera coragem de enfrentá-la, falar com ela, ouvir-lhe a voz. Por fim, marcaram uma conversa no consultório de Natasha.

Foi num fim de tarde que ela lhe abriu a porta. O rosto sério.

— Entre, Daniel.

Ela lhe deu um beijo no rosto, seco, diferente da última vez. Daniel observou os detalhes do consultório. Os tons pastéis traziam aconchego e um vaso com rosas amarelas se destacava sobre uma pequena mesa encostada à parede. Havia também uma grande ametista em um dos cantos da sala.

— Bonito seu espaço, Natasha.

— Obrigada – disse, cruzando os braços.

Daniel procurava palavras que não vinham, como se fugissem para ângulos escuros da sua mente.

Ela se sentou e indicou a Daniel a poltrona à sua frente.

— É claro que você não veio aqui conhecer o meu espaço.

— Vim conversar com você. Sobre a nossa relação.

— Não existe nada entre a gente, Daniel. Você é um homem casado e eu, livre, para encontrar quem eu quiser.

Daniel olhou para a janela que estava na sua frente e atrás de Natasha. O ar quase não entrava, como se pairasse numa fleuma que o perseguia.

— A gente precisa aprender a viver com as incertezas, é com isso que estou convivendo. Não consigo encontrar um caminho. Ainda não consigo – disse ele.

— Eu não estou mais a fim de me afundar nessa loucura que virou minha vida emocional, e tudo isso devido às suas indecisões. Se você não sabe o que pensa, o que sente, não adianta ficarmos aqui, tentando encontrar justificativas que não levam a nada.

— Desculpe-me, Natasha. Eu me vejo numa situação completamente nova na minha vida. Fui pego de surpresa.

— Por isso não me procurou, nem atendeu às minhas ligações? Isso não se faz nem com um amigo, quanto mais com alguém com quem você teve uma relação mais íntima.

— Você está certa. Foi idiotice minha.

— O que você quer, agora? Eu decidi não o ver mais. Já sofri o suficiente.

— Eu sei.

— A pior coisa do mundo para uma mulher é o silêncio de quem ela espera ouvir tudo.

— As mulheres enfrentam mais as coisas do coração, Natasha. Os homens têm receio, nem sempre as enfrentam.

— E fogem com ar de superioridade. Puro medo. As relações devem ser claras, e não se pode ficar no silêncio. Porque o silêncio é a indefinição. E eu não gosto de nada mal-acabado.

— Não é fácil encarar o que abala as estruturas que sustentam a minha vida. E você foi um encontro forte. Balançou tudo.

— Por que não me deu uma resposta depois do nosso encontro, Daniel?

— Já disse. Não sou livre para ter outra pessoa – olhou para o lado, havia algumas almofadas coloridas num tatame encostado na parede oposta. — Na verdade, a paixão assusta. Principalmente na minha situação. Como posso mudar tudo de repente?

Natasha se mantinha em uma postura ereta como se estivesse atendendo alguém. Queria arrancá-la daquela seriedade incômoda e voltar a tê-la como mulher. Mediu-a da cintura para baixo. Depois, subiu o olhar até encontrar-se com ela, e voltou à cintura.

— Meu afastamento se deu porque eu não sei o que fazer.

— Isso eu já sei. E sabe o que eu acho? Você ficou numa posição cômoda. Continua com sua mulher, faz tudo igual e eu posso ter sido só uma aventura.

— Você nunca foi uma aventura para mim. Se tivesse sido, eu nem estaria aqui para falar de todos os transtornos que tenho vivido.

— O seu transtorno existe porque você não se decide.

— Não posso, ainda.

— Um homem que não toma decisões é um homem sem coragem – afirmou ela.

Daniel sentiu certo incômodo.

— Você não tem ideia do que se passa comigo. Não é simples assim – tentou buscar alguma justificativa. Não podia ser chamado de covarde.

— Sei que não é simples, mas você não enfrentou a nossa relação com maturidade. Você se comportou como um garoto que não mostra a cara – disse, levantando-se. — Poderia ter conversado comigo, como homem.

Natasha levantou-se da poltrona e em pé, diante dele, exibia as curvas de suas pernas na calça justa. Daniel se levantou também e tocou seu queixo. Ela deu um passo para trás.

— Você me leva a transpor meus limites, Natasha.

— Eu não quero que você mude sua vida por minha causa. E se você quer uma amante, procure outra mulher. Ou vá para a terapia.

— Não quero amante alguma. Que ideia é essa, agora? – revoltou-se contra o que poderia ser um mal-entendido. — Se você não mexesse comigo, estaria tranquilo no meu casamento, entende? Milene é ótima mulher, não a deixaria, jamais.

— Não quero saber da sua mulher! Não me importa a vida íntima de vocês. – A ira a mantinha em pé, embora Daniel notasse que ela podia desabar.

Natasha voltou a se sentar na poltrona e cobriu o rosto com uma das mãos. Talvez tentasse esconder sua fragilidade. Mas logo ergueu a cabeça e encarou Daniel.

— Eu quero um homem que vive os sentimentos até o fim. Você não é esse homem. É melhor você ir embora.

Inconformado, Daniel não saiu do lugar.

— Não quero ir embora, ainda preciso falar com você.

— Deixe-me, por favor. Já tenho problemas demais na família, meu pai sem consciência, minha mãe agora também doente. Você não tem ideia do que é isso.

— Você está desviando o assunto.

— Não consigo separar todas as dificuldades que vivo. E você, além de ser um homem que não sabe enfrentar uma mulher, não encara suas sombras internas.

— Você está muito fragilizada pela doença de seu pai, Natasha.

— É claro que estou. Você desconhece o que é de verdade uma verdadeira doença. Sempre lidou com o sofrimento dos outros, sentado do outro lado da mesa. Sabe o que é a perda? Perda mesmo, vazio, desconsolo. Um desespero sem fim. Mas, você não conhece as dores humanas, por isso se ausenta dessa maneira. - As palavras saíam com dificuldade em meio ao choro que desabava.

— Você não sabe o que está dizendo. - A respiração estava mais intensa.

— O Alzheimer está levando quem eu mais admiro na vida, e, agora, eu me meto numa relação desastrosa. E tudo junto, tudo ao mesmo tempo.

Natasha encostou-se na lateral da poltrona. Cruzou os braços. A cabeça abaixada, fitava o chão. Daniel sentiu que seus olhos se umedeceram; não queria chorar e expor sua dor. Mas tinha que falar de alguma maneira.

— Você é adulta, Natasha. Já caminha com as próprias pernas.

Aquelas palavras a fizeram levantar a cabeça. Olhou para Daniel, franziu as sobrancelhas, a boca séria, entreaberta.

— O que isso tem a ver? - perguntou ela.

Mostrando que não tinha intenção de ir embora, Daniel se apoiou no espaldar da poltrona.

— E se fosse uma criança, como viveria a perda? Já imaginou? Veria a pessoa se ausentar aos poucos, sem compreender.

Natasha esperava-o em silêncio.

— A criança não entende o Alzheimer, só vê o amor que recebeu indo embora.

— É mais difícil para uma criança, concordo. A criança depende dos cuidados de alguém. – Cruzou os braços como quem não encontra posição confortável. Depois o fitou. — Mas por que você diz isso?

— De repente, a pessoa que sempre lhe deu amor começa a se esquecer das coisas, a casa fica de pernas para o ar. Acaba a segurança interna.

— Muito triste... – suspirou Natasha. – Viver o Alzheimer na infância é um destino cruel. Um sentimento de abandono ao extremo.

— O abandono extremo acontece quando não se é mais reconhecido.

Natasha esfregou a mão nos olhos para enxugar o resto de lágrimas e se sentou. Daniel sentiu-se perdido em meio às emoções suscitadas pela breve viagem que fazia dentro de si. E, com a mente recoberta por imagens vindas de longe, continuou.

— Imagine que essa criança, já jovem, vê a mãe adoecer e morrer porque não se cuidou o suficiente. Cuidou da avó com Alzheimer, mas não se cuidou.

— Por que está dizendo isso, Daniel? Uma situação pior do que a que eu vivo. O que você quer? Que eu me console?

Um sufocamento atingiu-lhe o peito. O passado o tirava do eixo. Não conseguia falar.

— Sei que você tem um monte de histórias trágicas para contar; é médico e sei que ouve de tudo, mas isso não vai diminuir meus problemas – disse ela.

O silêncio podia ser um refúgio. Mas Natasha irrompeu a falar, mais uma vez, impaciente.

— Que estratégia é essa? Contar uma história mais triste do que a minha. Para que isso, Daniel?

Suspirou.

O ar, fora, continuava a esparramar-se de maneira fleumática. O ar, dentro, comprimia-lhe o peito.

Daniel tocou seu pescoço tentando buscar a medalha da avó. Encontrou o colarinho da camisa polo aberto e apenas alguns pelos. Segurou o quanto podia o nó que lhe sufocava a garganta.

Mas, de repente, não pôde.

— É a minha história.

— O quê? - perguntou Natasha inclinando o corpo para frente. — Você nunca me contou isso.

O receio de chorar calava-lhe a voz. Quando as cordas vocais parecem enroscadas, o risco de desabar é grande. E ele não queria fazer um melodrama com seu passado.

— Por que nunca me contou?

— Não sei - respondeu, sentindo que os olhos se umedeceram ainda mais.

Natasha se aproximou e Daniel a abraçou.

— Desculpe-me, eu não sabia... Você nunca me falou. Por que, Daniel? Por quê? - perguntava repetidas vezes, enquanto o beijava em todos os cantos da face, revelando o inconformismo que a assolava.

— Não me pergunte por quê. Não sei, não sei - desabafou ele, apertando-a contra si.

Os cabelos de Natasha roçaram-lhe o rosto, ele a beijou no colo, na face, na boca.

Natasha amolecia entre os braços de Daniel e, entregues, não conseguiram se conter.

Daniel deixou-se levar pelo impulso do corpo. O corpo falava mais forte, o corpo queria, sim, queria.

Daniel desejava tê-la mais uma vez.

Ter Natasha, que o consolava, o acolhia, o amava.

XVI

Naquele fim de tarde, Daniel deixou Natasha com uma pressa que não podia demonstrar. Esforçando-se em parecer tranquilo, tentou controlar a agitação que lhe tirava a naturalidade dos gestos; despediu-se, entrou no carro e conduziu-se para casa.

Percorria caminhos familiares e as ruas passavam inconfundíveis, no entanto, Daniel estranhava-se. Deparava-se com limiares internos jamais vistos, como se até então, esses lugares desconhecidos tivessem permanecido à penumbra da consciência, aguardando o momento de desafiar a estabilidade de sua vida. Viu-se na situação inusitada de estar entre. Entre escolhas. Vivia uma paródia ridícula da própria personalidade; jamais pensara que chegaria a ponto de fugir de fatos que lhe exigiam posicionamento. Por isso ficava entre. Mas não era um homem de caráter?

Natasha podia ser a plenitude ou a tragédia. Não sabia. Mas também não podia mais pôr em risco a sua integridade moral. A vida em família lhe dava segurança, tinha afeto por Milene, pelos filhos. Por que ir além para, quem sabe, encontrar o abismo da dúvida, da insegurança, do medo?

Imbuído nesses pensamentos perturbadores que não o deixaram por um minuto sequer, Daniel foi visitar Ervin, cerca de uma semana depois.

Assim que entrou, a enfermeira saiu, deixando-os a sós. Ervin tinha os olhos fechados e as mãos cruzadas sobre o peito. A boca entreaberta soltava o ar que entrava pelas narinas, evidenciando a vida que ainda permeava seu corpo imóvel, com poucas forças para pertencer a esse mundo.

Daniel puxou a cadeira para sentar-se diante do paciente. Tomou-lhe o pulso, ouviu o coração, tudo o que fazia como médico. Nada diferente do esperado. Mas uma dor o oprimia por fora, por dentro, sem palavras que a explicassem. Guardou os instrumentos médicos e tocou as mãos de Ervin.

— Tenho vontade de ir para longe de tudo. É assim, não é, professor? Quando a vida se torna insuportável... Mas não posso ficar distante de mim. – Notou a respiração de Ervin mais audível, as pálpebras cerradas, será que podia ouvi-lo? — Onde você está, professor? Em que lugar você está que a ciência não me diz? – O choro abafado há dias desamarrou-se da garganta.

Limpou as lágrimas com os dedos e cobriu a fronte com a palma da mão.

— Não vejo Natasha há algumas semanas. Sinto falta de tudo o que ela provoca em mim... e me culpo por isso. Como tirar essa saudade do meu corpo? Preciso resolver meu casamento, não quero ter vida dupla, mas não saio do lugar, professor. Arrastei-me para dentro de uma situação em que tenho que mentir. Minto para Milene, faço Natasha esperar, e quem sabe... inutilmente. Quem sou eu, afinal? Sempre preservei a ética, o respeito, a verdade. No começo, achei que podia aguentar certas mentiras sem grandes consequências. Extrapolei algumas barreiras internas e foi libertador para quem sempre quis ser correto em tudo. Mas o peso veio. Um peso que não suporto mais. Sabe, professor, Natasha me faz transgredir minhas convicções. Não sei se ela me ajuda ou se me arruína a vida, só sei que sou outro, um estranho para mim mesmo. Ah, Ervin, por que existem sentimentos que escapam do controle da mente? Por que somos tão vulneráveis quando pensamos ser donos de nossa própria vida? Tudo é uma ilusão. Não tenho certeza de nada, e aquela minha vida, que parecia consolidada, acabou.

Daniel ajeitou-se na cadeira. Lançou um olhar para a janela, por onde a luz entrava parcialmente.

— Minha avó me dizia para desconfiar de tudo o que se mostra confortável na vida. Dizia que o conforto faz a gente ficar no lugar, mas eu ainda não compreendia o que ela queria me dizer.

Ervin continuava imóvel, no entanto, sua presença amparava Daniel.

— Tenho medo de me perder no que desconheço de mim, nesse turbilhão que tomou conta da minha vida, e não ser mais capaz de me reencontrar.

Nesse momento, Daniel tomou as mãos de Ervin entre as suas e percebeu que havia algo ali. A medalha caiu, enroscada na corrente fina de ouro sobre o peito de Ervin. Daniel a pegou e a apertou contra si. Depois, devolveu-a a Ervin.

Levantou-se para ir embora e, com a maleta médica nas mãos, foi até o corredor. Ao ver a enfermeira, avisou que Ervin ficara só.

Ficara só, num lugar em que ninguém entrava. Daniel deixou a clínica sentindo-se vazio, sem consolo algum. Mas quem sabe Ervin, de algum lugar, poderia ouvi-lo e compreendê-lo. Quem sabe... Quem sabe, também, o perdoava.

Entrou no carro com pressa e viu o celular largado no banco. Havia uma chamada perdida e uma mensagem. "Daniel, sou eu, Natasha. Me liga, sinto a sua falta." O celular em sua mão era a chance de uma atitude, mas seu único gesto foi deixar o aparelho de lado e dar partida para sair dali.

Dias se passaram. Após uma tarde de trovoadas, a quarta-feira anoiteceu molhada. O trânsito estaria caótico, prováveis pontos de alagamentos nas ruas da cidade impediriam o fluxo normal da vida. Por isso, não tinha pressa em deixar o consultório. Navegava na internet quando o celular tocou.

— Doutor Daniel? – era uma voz de homem.
— Sim.
— É Alberto.
— Alberto?
— De Apolinário.
— Como vai, Alberto?
— Nada bem.
— O que houve?
— Meu pai acaba de morrer.

Daniel ficou em silêncio.

Choque.

A morte prevista acabava de acontecer, ainda assim um choque. Não adianta saber pela cabeça. O coração fala diferente.

Daniel desligou a chamada e foi direto para a clínica.

Tinha mesmo imaginado aquele trânsito infernal. Os carros pouco avançavam. Daniel dirigia com uma pressão que lhe comprimia os pulmões.

Pressão.

Opressão. Sintoma da angústia.

Pegou o celular e ligou para Natasha, e enquanto ouvia os toques da chamada, pensamentos se agitavam em sua cabeça. Fazia quase três semanas que não se viam, e a comunicação se restringira a algumas mensagens escritas. Era mais fácil encarar? Talvez. Tinha de ser assim enquanto não conversava com Milene, não podia se arriscar numa relação fora do casamento. Mas naquele momento precisava ouvir a voz dela. Queria dividir a dor, porque ele também sofria. Sim, sofria.

Os toques continuaram e ela não atendeu. Desligou, ligou de novo. Caixa postal. Irritado, jogou o aparelho no banco, mas logo se lembrou de Milene. Precisava avisá-la. O trânsito andava pouco, pegou o aparelho, ouviu os mesmos toques e, dessa vez, pôde falar.

— Ervin morreu, preciso correr para a clínica e depois vou para o velório.

— Morreu? Mas já se esperava, não é? – perguntou Milene.

— É.

— Eu tenho que falar uma coisa importante, hoje, Daniel.

— Justo hoje?

— Agora.

— Agora não dá.

— Claro que dá. O seu paciente tem família, deixe que eles cuidem de tudo, ora. O que eu tenho para falar é muito importante.

— Milene, você não está entendendo. Ervin morreu. O que pode ser mais importante do que a morte?

— A vida.

— Vida?

— A nossa vida.

Daniel ficou mudo.

— Alô, Daniel?

— Estou aqui – respondeu com dificuldade. – Mas... tenho que desligar.

No meio do caos da avenida, as luzes ofuscavam-lhe a vista cansada. Sabia que podia chegar tarde demais na clínica, e ele queria ver Ervin mais uma vez, ali, num ambiente restrito, e não no velório, onde amigos, conhecidos e tantas pessoas da Universidade se aglomerariam, falando baixo, curiosas, para lhe prestar a última homenagem.

No entanto, o trânsito não andava.

Após cerca de 40 minutos, Daniel desceu do carro, apressou o passo até transpor a porta de vidro. Assim que chegou ao andar, avistou Alberto no corredor, falando com alguém pelo telefone. Acenaram-se, mas Daniel tinha pressa.

Entrou. Dois enfermeiros arrumavam Ervin com um traje formal, um terno azul-escuro, quase preto. Daniel posicionou-se em frente à cama, enquanto levantavam o corpo pesado, de modo que pudessem vesti-lo.

Após alguns minutos, ouviu a porta se abrir. Alberto veio ao seu encontro, cumprimentou-o com um abraço e lhe disse que a mãe ficara em casa sob efeito de um tranquilizante. A irmã estava em completo estado de tristeza, mas com certeza se preparava para o velório.

Depois, meio agitado, entre as chamadas no telefone, Alberto saiu.

Daniel observou colocarem a gravata em Ervin, de estampa sóbria, elegante, própria de um renomado acadêmico, pronto para proferir mais uma palestra, em importante colóquio de literatura.

Daniel sentiu um aperto. O mesmo de antes.

O professor perdeu a palavra diante de uma plateia. Assim lhe contara certa vez. E naquele momento, sentiu seu peito quase arder de tanta compressão.

Daniel protegeu seu próprio tórax com uma das mãos.

Pressão.

Opressão.

Um dos enfermeiros disse que a funerária chegaria em breve. Perguntou se Daniel precisava de alguma coisa.

— Não, não preciso – e depois dessa resposta, Daniel foi deixado só.

Puxou a cadeira para perto de Ervin.

— Professor Ervin, diga, o que é isso que eu sinto? – colocou a mão na testa, passou-a pelo rosto, umas lágrimas despontavam no canto dos olhos. — O que é essa dor... que eu não sei? Será que durante anos tratei de pessoas com esses sintomas sem saber o que é? – respirou fundo. — Vejo a vida endurecida, não consigo me desvencilhar dos padrões da minha cabeça. Queria tanto saber por que tudo isso me aconteceu, tudo isso que me leva a enfrentar minhas fraquezas. – Suspirou e esfregou os olhos mais uma vez. — O que faz a vida fluir? Sinto que estou paralisado – atordoado, levantou-se, olhou pela janela de cortinas semicerradas, voltou a se sentar. — Só vejo duas saídas, professor. Ter coragem de atravessar o turbilhão até o fim e ver o que encontro do outro lado... Ou fazer de conta que tudo está bem e ficar parado... O que seria fugir. Sim, fugir de mim mesmo. – De repente, percebeu o que disse, apoiou as mãos nos joelhos e inclinou-se para chegar mais perto de Ervin — Professor, você fez essa escolha? – E como se tivesse que desatar um laço apertado que sufocava sua garganta, Daniel chorou.

Chorou e tocou as mãos de Ervin, percebendo que a medalha não estava mais lá.

Nesse momento, Alberto apareceu.

— A funerária chegou. Vão levar meu pai – disse em voz baixa, os olhos avermelhados, segurando a porta para permitir a passagem do caixão.

Daniel levantou-se, ouviu algumas pessoas entrarem, enquanto colocava a cadeira próxima à mesa, onde ficava a garrafa de água e os copos. De repente, viu algo brilhante sobressair-se no compensado branco. Pegou a medalha ali esquecida e a fechou na mão. Guardou-a no bolso e saiu.

Na rua, os carros passavam numa velocidade lenta, numa fila contínua que jamais se extinguia. Iam, cruzavam, viravam. E tudo de novo, como se aquela paisagem nascesse a cada instante para seus olhos já cansados.

Daniel decidiu parar numa padaria para tomar um café. Atordoado, ao estacionar o carro, atropelou o meio-fio. Não calculava mais nada direito e os movimentos se desconectavam da mente, causando uma confusão entre o pensamento e a realização.

A padaria cheia, foi motivo de uma pequena espera. O tempo parecia estagnado num cheiro de morte que lhe invadia as narinas. Medo. Calafrio. O corpo de Ervin sendo transportado para seu desaparecimento total. Em breve, ninguém mais o veria, em breve, muito em breve, apenas a terra poderia envolvê-lo e ser testemunha de sua degradação.

Largou a xícara vazia no balcão e voltou para o estacionamento. Com dificuldade, deu ré no carro, tendo de se meter forçosamente entre um carro e outro. O caminho fez-se longo, quase interminável, até que chegou ao destino.

O prédio velho à entrada do cemitério tinha um saguão cheio de pessoas desconhecidas, vindas de diferentes velórios. Compartilhavam aquele espaço, permeado pela dor. Alguns choravam perdas irreparáveis, mas nem todos estavam ali a lamentar algum morto, fazendo parte daqueles que prestam amparo a alguém mais próximo ou apenas se mostram socialmente presentes.

Daniel logo viu Lamartine na porta de uma das salas, conversando com Alberto e dois homens mais velhos, prováveis amigos da família. Daniel passou por eles, despercebido pelo entra e sai das pessoas; aproximou-se de Ervin. Olhou à sua volta no intuito de ver Natasha, mas apenas avistou dona Margarida, sentada numa cadeira encostada à parede, junto com outras senhoras.

Ainda parado, com o pensamento vazio a contemplar o rosto pálido do velho professor, distraiu-se com a chegada de Lamartine, que se pôs ao lado de dona Margarida. Entreolharam-se. Daniel sentiu-se atingido por uma reprovação suspensa, um desconforto que vinha de nenhum esboço de sorriso, de nenhum sinal de solidariedade. Decidiu sair dali, mas foi cumprimentá-los.

— Sinto muito, dona Margarida – disse Daniel segurando-lhe as duas mãos entre as dele, notando os olhos avermelhados de lágrimas, o rosto esgotado, as rugas mais evidentes.

— É o fim – respondeu ela. — O fim da doença maldita que ninguém pôde curar – suspirou. — Que Deus permita que ele descanse em paz.

Daniel estendeu a mão a Lamartine e depois se virou para sair. Deixou para trás a sala cheia, os murmúrios de vozes que se esparramavam pelo ambiente onde cada um trazia seus sentimentos mais inconscientes, que iam da curiosidade ao medo extremo da morte.

Envolvido pelo ar da madrugada, caminhou em direção ao estacionamento. Não sabia se aguentaria esperar o enterro. Na verdade, não suportava sepultamentos desde que vira o caixão de sua mãe ser cimentado na tumba da família, no meio do silêncio atordoante do cemitério. Naquele dia contava com pouco mais de 18 anos, e por muito tempo a sensação de tê-la abandonado num local frio e escuro o perseguia.

Daniel continuou a caminhar sem saber se queria voltar para casa. Sentou-se no beiral do muro. Era difícil se confrontar com a perda. Com a morte, a maior das perdas, pois tudo o que constituíra a pessoa, e que os olhos puderam ver, ia para debaixo de nossos pés.

De repente, viu Natasha caminhar em sua direção, amparada por uma mulher. Aproximaram-se e ele reconheceu a irmã de Ervin. Levantou-se e sem tempo de dizer nada, abraçou-a. Natasha chorou encostada em seu ombro, enquanto a tia, paralisada, parecia observá-los. Daniel não queria soltá-la, não queria largar seu corpo frágil, pedindo afeto.

— Não estou aguentando isso – sussurrou ela.

Daniel apertou-a contra si com mais força.

A tia se afastou.

— Quero que você seja forte, Natasha – disse ele, por fim.

Ela se desvencilhou um pouco dos seus braços para fitá-lo.

— Por que está aqui fora? Você já vai embora?

— Daqui a pouco. Quero me despedir de Ervin mais uma vez – disse Daniel.

— Você não vai ao enterro? – quis saber ela.

— Depois da morte da minha mãe, só consegui ir a enterros de pessoas com pouco significado para mim – segurou-a pelos braços e deslizou suas mãos no tecido fino que a cobria.

— Você também já viveu muitas perdas difíceis, não é, Daniel?

— Talvez poucas perdas, mas muito fortes respondeu. Segurou suas mãos e as apertou contra seu peito. — Vá primeiro, Natasha, eu entro em seguida. Logo depois vou embora, então talvez não consiga falar com você. Mas eu ligo, mais tarde.

Natasha olhou-o com melancolia. Outras vezes lhe dissera isso e não ligara. Como resposta àquele olhar, Daniel a beijou sem se importar se havia mais alguém ali perto. O escuro da noite os ajudou a não serem reconhecidos a distância, e naquele lugar, quase ninguém ia.

Observou-a de costas, enquanto se retirava em direção ao velório. Aguardou alguns minutos e seguiu pelo mesmo caminho. Mais uma vez teve de pedir licença às pessoas que, na porta, impediam a passagem. Natasha estava agora sentada ao lado da mãe.

Daniel chegou bem perto do caixão, tocou o rosto de Ervin. Frio. Pôs a mão no bolso e tirou a medalha, olhou a imagem e, colocando-a entre os dedos do morto, pronunciou palavras com uma voz quase inaudível.

— Que o proteja.

E, sem olhar para mais ninguém, deixou o ambiente, precisando de ar.

XVII

Todos em casa dormiam àquela hora da madrugada. Daniel tomou uma ducha quente e depois se deitou ao lado de Milene, que tinha a respiração lenta e profunda. Ainda bem que poderia dormir um pouco mais, quinta-feira pela manhã atendia na clínica de dependentes químicos e não havia sido marcada nenhuma consulta específica. O corpo afundava no colchão, extenuado, e Daniel tentou apagar o mais breve que pôde as imagens do velório, senão entraria numa insônia irreversível. A consciência se tornou mais e mais distante até que adormeceu.

Horas depois, Daniel despertou com o barulho da porta de entrada. Não compreendeu de imediato se eram os meninos saindo de manhã com a mãe, como de hábito. Mas, pelos passos que ouvia, era Milene entrando na cozinha, recém-chegada da rua. Tinha acabado de deixá-los na escola, com certeza. Daniel olhou para o relógio e se levantou. Vestiu o roupão e foi até o *hall* procurar o jornal.

Milene apareceu.

— Quero falar com você, é urgente.

— Ontem tive de ir no velório de Ervin – disse, dando-lhe as costas para pegar o jornal sobre o aparador. Abriu-o e começou a ler algumas notícias enquanto andava em direção à sala.

Milene foi atrás.

— Você pode me ouvir?

— Ahn? – um som automático saiu-lhe da garganta até que começou a ler em voz alta. — Estima-se que em 2050, cem milhões de pessoas no mundo vão ter Alzheimer – concentrou-se no texto e não conteve a indignação. — Essa é mesmo a doença do nosso século. Fico pensando por quê. O fato é que não se morre mais de epidemias como antes, morre-se como que... – procurou a palavra — engessado.

— Daniel, eu vou embora.

Sem levantar os olhos do jornal, perguntou:
— O que é, Milene?
— Vou embora com os meninos. Está ouvindo?
De súbito, abaixou o jornal para fitá-la.
— Aonde vocês vão? Eles não têm escola hoje?
— Você não está entendendo. Quero me divorciar de você.
— O quê? – assustou-se Daniel, levantando-se da poltrona.
— Por que esse espanto como se eu estivesse louca? Louca eu estive nos últimos 18 anos da minha vida. Agora estou lúcida. Lú-ci-da. Aliás, nunca estive tão lúcida.
Daniel permaneceu calado. Foi até a janela, por fim se voltou para ela.
— Por que isso?
— Ainda tem cara de pau de perguntar por quê. Você mente para mim. Você me trai, "doutor" Daniel. Acha que isso não é suficiente para eu deixá-lo?
Ele suspirou. Passou a mão na cabeça. Não acreditava no que ouvia.
— De onde vem essa ideia?
— Não é ideia. São fatos que eu confirmei depois de uma conversa estranha com a mãe dela.
— Dona Margarida? – perguntou ele, atordoado. Aquela mulher não podia se meter assim na sua vida.
— Ah, então você sabe bem de quem estou falando.
— Imagino por todas as suas desconfianças esse tempo todo, Milene.
— Chega de fugir pela tangente, Daniel. Assuma a verdade agora. Depois sim, aí você faz da sua vida o que quiser – disse com lágrimas que corriam pela face.
— Milene – disse, chegando mais perto. — Eu não quero que você vá embora.
— Tenho raiva de você e de toda aquela família. Aquela mulher ligou aqui para falar com você em plena tarde. Que desculpa! Por que não ligou no consultório? Não sou idiota, ela queria mes-

mo era falar comigo e começou uma conversa estranha, sem pé nem cabeça.

Milene sentou-se no sofá, colocou o rosto úmido entre as mãos. Daniel olhou para o terraço.

— O que ela disse? - perguntou ele após alguns minutos em que apenas o choro de Milene se fazia audível.

— Que a mulher tem que manter o casamento a todo custo, mesmo que seja traída.

— Que estranho... Como ela começou esse assunto?

— Ora, Daniel, não seja tolo. Qualquer um pode começar o assunto que quiser, desde que não tenha receio de parecer louco.

— Ainda não estou entendendo aonde ela quis chegar.

— Quis me alertar porque com certeza já sabia de tudo. Mas aposto que ela queria proteger a filha dos assédios de um doutor casado. E eu, fazendo papel de idiota. Eu me senti humilhada - a voz saía alterada, sem muito controle, a respiração se intensificava no meio das palavras. — Imagine se eu vou algum dia da minha vida seguir os conselhos de uma velha mal-amada.

— Milene, uma senhora...

— Ah, ainda quer ser cortês numa situação dessa, "doutor"? Velha sim, velha e mal-amada, porque o marido dela, culto como era, deve ter tido opções melhores na vida. Só que talvez não tenha tido coragem de aproveitar.

— Não quero falar da vida deles.

— Então vamos falar do que interessa aqui. Tudo o que ela insinuou me fez ficar atenta. Aí, eu fui atrás das suas coisas. Você se acha tão inteligente, "doutor" Daniel, mas foi mais fácil do que imaginei. Você nem se deu ao trabalho de apagar uma mensagem da sua amante.

— Milene, eu não respondia às mensagens de Natasha. Sei que você não vai acreditar nisso. Mas eu resisti, resisti muito por você.

— Por mim? Ou por seus próprios medos, Daniel? - perguntou ela.

Daniel não conseguiu lhe responder. Tinha passado por muitos medos e agora não tinha mais como fugir.

— Eu não queria que nada disso tivesse acontecido – disse ele por fim. — Eu me julgava feliz com você.

— Você se apaixonou? – perguntou, secando as lágrimas com o dorso da mão.

O silêncio de Daniel confirmou o que era uma tortura para ela.

— Eu não suporto mais olhar na sua cara. Saia daqui!

— Calma, Milene, eu preciso me explicar...

— Explicar o quê? Por que transou com outra mulher?

— Um dia isso tudo vai passar, mas eu preciso de tempo – pediu Daniel.

— O quê? – gritou ela exasperada. — Você quer que eu espere o seu romance com aquela psicóloga acabar? Está louco? Aliás, vocês todos estão loucos. Você, a amante, a mãe da amante! Acho que a única pessoa normal ali é justamente quem morreu. Pobre professor.

— Eu sinto tanta culpa, Milene... Como posso sair disso agora? – Daniel colocou a cabeça entre as mãos espalmadas e, virando-se para ela: — Me perdoe.

— Quantos perdões você tem que me pedir para aliviar essa maldita culpa? Mil? Dois mil? Sim, porque deve ter me traído a vida toda.

— Isso nunca – respondeu Daniel, inconformado.

— Sua palavra não vale mais nada para mim.

— É uma punhalada o que você diz. Foi a única vez que isso aconteceu, acredite.

— Uma vez ou mil vezes para mim é a mesma coisa. Você se deixou levar pelas suas fantasias, Daniel. Você, um psiquiatra! Não sabe que fantasias são para ser apenas fantasias e nada mais? Querer tornar isso realidade é patológico, não sabe disso, "doutor"?

— Milene, você está fora de si. A gente pode conversar mais tarde. Ninguém termina um casamento assim, no calor da emoção.

— Eu sei muito bem o que eu quero e o que eu não quero mais. Não quero mais ser idiota.

— Eu lutei muito contra mim mesmo, você não imagina como. Eu queria ficar com você, em paz, como sempre vivemos.

— Não suporto pensar que você desejou outra mulher. Isso dói demais. Sinto ódio! - gritou ela, levantando-se bruscamente do sofá. — O que você viu nela? O que ela faz melhor do que eu? Você pode me dizer?

— Milene, fique calma.

— Se ela fosse mais ética não se envolveria com homem casado. Teria mais inteligência, aquela sonsa.

Daniel levantou-se, deu alguns passos em direção ao terraço e voltou.

— Sábado vou-me embora com meus filhos, é só isso que eu tenho para dizer - concluiu Milene, virando-se para deixar a sala. Daniel a puxou pelo braço.

— Você não vai tirar meus filhos de mim!

— O juiz vai decidir.

Daniel sentou-se e cobriu o rosto. A emoção tomava conta de todo seu corpo.

— Você está me afastando de quem mais amo na vida, Milene.

— Por que não pensou neles antes?

— Chega, Milene. Essa discussão nunca vai ter fim. Eu não posso encontrar explicações para o que vem dos sentimentos. Eu me apaixonei por Natasha, se é isso que você está esperando eu dizer. Eu me perdi nela, eu me perdi completamente.

Milene tinha o rosto vermelho. A tensão do ambiente tornava o ar escasso.

— Essas palavras me sufocam aqui dentro - disse, colocando a mão no peito. — Não consigo respirar - gritou Milene, depois demonstrando esforço para manter o controle. — Por que não foi honesto comigo? Por que me humilhou desse jeito? Por que, por que, por quê? - repetiu, levantando os braços num gesto de indignação.

Sem ter respostas, Daniel andou pela sala.

— Você é covarde, Daniel.

— Você tem razão. Eu devia ter decidido antes que isso acontecesse. Pensei demais em você.

— Você destruiu a minha vida, meus sonhos, minha ideia de família. Nunca vou te perdoar – afirmou ela.

— E a minha ideia de família? Minha ideia de família desmoronou. Você pensa que essa situação é simples para mim? Eu me sinto culpado por não ter mantido o que sempre sonhei. Não tive pai, perdi minha avó, depois minha mãe – disse Daniel, começando a chorar. — E agora perco meus filhos.

Milene largou-se na poltrona em frente ao sofá.

— Você quer se livrar de sua culpa com esse sentimentalismo todo. Pois morra com essa culpa!

Daniel ficou alguns instantes em silêncio até que perguntou:

— Você já falou com eles?

— Não. Não tive coragem de contar.

— Então, eles nem sabem que você pretende levá-los daqui.

— Não, ainda não. Mas eu sou a mãe e decido o que é melhor para os meus filhos.

— Vocês podem ficar aqui nesse apartamento. Eu saio. Não quero que você leve os meus filhos para outra cidade. Eles têm a escola, os amigos, vai ser muita mudança ao mesmo tempo. Quero preservá-los ao máximo de tudo isso.

— Eu quero ir para perto da minha família. Já decidi e você não vai me impedir.

— As decisões não podem ser assim, unilaterais, ainda mais quando existem outras pessoas envolvidas. Tem todo um lado prático para ser resolvido.

— Você me irrita com essa calma. Eu estou falando de separação e você vem com esse discurso ponderado.

— Milene, eu quero que nossa situação se resolva sem conflitos.

— Ah, sem conflitos! Você me fere dessa maneira e quer se sair bem... – Milene desatou a chorar e Daniel se aproximou dela. — Saia, Daniel, me deixe em paz.

— Não posso deixar o nosso casamento terminar assim, Milene, depois de tantos anos juntos, você não entende? – E sentando-se ao seu lado, a cabeça baixa, respirou longamente — Vamos conversar com os meninos amanhã. Mas sem agressões, eles não têm nada a ver com os nossos erros.

— Os seus erros, você quer dizer. Porque eu sempre fui aquilo que mostrei na cara!

Nesse momento, Milene se levantou e foi para o quarto. Daniel foi até o terraço, precisava de ar, de movimento. Toby, que presenciara a tudo, o seguiu. Não tinha vontade de trabalhar, carregava uma enorme cruz, pesada, arrastada, como se dali em diante só pudesse se deparar com o esfacelamento de todo o seu mundo.

Na noite de sexta-feira, aconteceu a reunião familiar. Daniel tentou amenizar a separação dizendo-lhes que ia visitá-los todos os fins de semana e de vez em quando eles também viriam a São Paulo. Milene tinha os olhos cheios de lágrimas e os deixou a sós na sala, sem dizer uma palavra.

— Pai – disse Felipe –, por que a gente vai para o interior? A gente vai ter que mudar de escola?

— Sua mãe prefere assim, eu respeito. A família dela é de lá. Vocês vão estudar na mesma escola dos seus primos. Tudo vai dar certo, meu filho.

— Mas eu vou sentir sua falta, pai.

— Eu também.

Mateus permaneceu calado, o olhar entristecido. A falta das palavras podia ser sinal de uma tristeza insuportável. Daniel passou a mão na sua cabeça e o abraçou.

Uma semana mais tarde, feita a transferência escolar, Milene partiu para junto de sua família, com Mateus e Felipe. A casa ficou enorme, silenciosa, mergulhada num vazio tão grande quanto o desespero que tinha dentro de si.

Nas semanas que se seguiram, Daniel permaneceu até tarde no consultório; preenchia o tempo aprofundando seu conhecimento sobre transtorno obsessivo-compulsivo para a tese de doutorado. Também preparou aulas para alguns congressos. A agenda estava cheia.

Aos sábados, dirigia para o interior e ficava com Mateus e Felipe, saudosos, cheios de coisas para contar. A rotina mudou de maneira brusca, e Daniel conheceu uma solidão maior do que todas que imaginava existir, pois parecia um poço que o puxava para baixo, sem fim.

E no meio de todo esse transtorno emocional, sentiu vontade de falar com Natasha, vê-la, propor-lhe um relacionamento maduro, porque agora era um homem livre. Mas, apesar disso, deixou o tempo passar, ensimesmado em suas atividades médicas, além dos problemas que enfrentava com Milene, requerendo valores altos demais para o acordo da separação. Foi por essas e outras que Daniel somente procurou Natasha quase dois meses após a morte de Ervin.

Era um domingo de manhã. Daniel chegou ao parque pontualmente. Foi até o banco em que Ervin teve uma das suas primeiras grandes crises. Sentou-se. Aguardou alguns minutos, até que avistou Natasha vindo em sua direção. O vestido florido de mangas longas surgia dentro do casaco. Tinha pernas cobertas por meias e as botas cobriam até quase os joelhos. Os cabelos presos, em parte, atrás da nuca deixavam cair algumas mechas sobre os ombros. Daniel levantou-se e sorriu quando a viu bem próxima. Deu um passo para frente e a abraçou.

Sentaram-se e por alguns instantes não disseram uma palavra. Havia um sol invernal. Crianças brincavam, pessoas passeavam com cachorros, namorados se beijavam embaixo das árvores. Tudo parecia se movimentar de maneira harmônica, mas Daniel tinha uma expectativa que o agitava.

— Como você passou esse tempo? – perguntou ele.

— Triste, muito triste. Meu pai, mais do que um exemplo para mim, era um ideal. Eu me questiono para onde foi todo o seu saber. Mas o fato é que os conhecimentos que tinha, a cultura, a inteligência, tudo isso se apagou antes de ele morrer.

— A gente não compreende certas coisas da vida. Por mais que estude – respondeu Daniel.

— E como você mesmo disse, Daniel, existem perguntas que vão ser perguntas para sempre... Parece que fui abandonada pela pessoa que mais me inspirou admiração. Como se meu ideal se esfacelasse na minha frente e agora eu não posso fazer nada.

— Viver também é aprender a perder.

— Eu sei disso. Mas ao mesmo tempo em que tenho que lidar com essa tristeza, estou resolvendo várias questões práticas. A casa foi vendida, colocamos numa imobiliária e logo apareceu um comprador. O bairro está bem valorizado.

— Vocês vão morar onde?

— Minha mãe vai passar uns tempos no Canadá, na casa de Alberto. Lá é melhor para ela, tem as netinhas, não vai se sentir tão só. E eu vou me mudar para o meu apartamento.

— Existem momentos em que a vida se parece com um tapete que tiramos da sala, colocamos para fora e batemos até sair todo o pó. Depois, tudo se assenta.

— Ah, Daniel, a morte é sempre dura. Leva para longe, sem dizer para onde. Não sei se a morte se assenta, algum dia... – olhou para ele. — Você sabe bem.

Daniel balançou a cabeça em concordância.

Fizeram outro silêncio. O parque era um cenário movimentado, cheio de diversidades. Natasha olhava para frente, como se todos os assuntos tivessem escapado, o que acabava por instalar entre eles um vácuo desconcertante, deixando Daniel mais apreensivo em revelar o motivo daquele encontro. E, após alguns breves minutos, não suportando mais aquele mal-estar, disse:

— Natasha, eu quero ficar com você.

Em seguida, tocou o seu rosto e acariciou-a por trás da nuca. Ela abaixou a cabeça.

— O que você está dizendo? Ficar como?

— Para sempre.

Sentada meio de lado, Natasha olhou para a paisagem atrás de Daniel e depois o fitou, os olhos castanho-claros, grandes, incapazes de disfarçar as emoções.

— Eu esperei tanto você me dizer isso – disse, esfregando o dorso da mão nos olhos, como se pudesse impedir que algumas lágrimas aflorassem. — Mas e a sua vida? A família?

— Nós nos separamos. Milene foi para o interior com Mateus e Felipe.

— Deve estar sendo difícil.

— Muito. Meus filhos me fazem muita falta.

Pegou-lhe as mãos, um pouco frias, apertou-as entre as suas.

— Natasha, você é a mulher que me obrigou a pensar sobre a minha vida.

— Obriguei? Não, Daniel, não obriguei ninguém a nada.

— O que você despertou em mim me obrigou. Não tive escapatórias. Tive que olhar para a minha vida e ver o quanto eu estava preso em uma moldura. Mas eu não suportei, e vejo como fugi dos meus sentimentos. Confesso, fui um covarde, mas agora quero viver o que sinto de verdade.

— Eu não acreditei que tinha sido tão forte para você.

— Mas foi. Eu acho que a gente no fundo tem medo de ser feliz. Foge-se da felicidade inventando mil desculpas.

— E agora, o que você quer?

— Quero ficar com você.

Natasha abaixou o olhar sem dizer uma palavra, prolongando aquele silêncio que o inquietava.

— Tudo foi intenso demais, é verdade – disse ela por fim. — Mas é um passado que quero deixar morrer.

— O que você diz?

— Eu preciso me reencontrar longe de tudo o que me ligou à doença do meu pai, à morte dele, ao sofrimento que passei. Entende, Daniel?

— Não, eu não entendo – respondeu, balançando a cabeça para os lados.

— Sempre foi tudo o que eu quis ouvir de você... Quantas vezes eu o procurei e nem retorno das minhas ligações, nem das mensagens, eu tive.

— Eu vivi uma confusão dentro de mim.

— E eu sofri com essa sua confusão. E agora preciso me reencontrar sozinha. Quero entender o que aconteceu. Parece que fiquei no meio de um vendaval. E você faz parte de tudo isso.

— Não, Natasha, não é assim – respondeu Daniel, inconformado. Depois, pegando-a pelos braços, disse: — Você é a mulher que me fez descobrir o que eu nunca tinha sentido antes.

— Você nunca me disse isso, por quê? Eu chorei pelas ausências, pelo silêncio prolongado, infernal. Você pouco se importou comigo, e eu sofri demais com isso.

Ela respirou um pouco, Daniel a observava.

— Você não teve sustentação interna para viver nossa relação, Daniel. Eu preciso de um homem decidido do meu lado. Um homem que sabe o que quer e não se assombra pelo medo do passado, medo do futuro... Quero um relacionamento que flui sem esforço, de verdadeira troca, porque não quero mais sofrer por amor.

— Natasha – disse passando a mão pelo seu rosto. — Eu não vou mais lhe causar sofrimento.

— Ninguém pode prometer isso, jamais. O sofrimento bate lá dentro porque está lá, alguém apenas o desperta. O que eu sofri, Daniel, já era meu. É para mim que tenho que olhar se quero construir uma nova relação.

— A gente pode começar tudo de novo. O que não posso é ficar sem você.

— Pode, sim. Você é médico, psiquiatra, tem estrutura interna para superar uma decepção.

— Natasha, você abriu um lugar novo dentro de mim.

— Em tão pouco tempo?

— Em instantes.

— Como?

— Eu percebi que existe um momento.

— Que momento, Daniel?

— Imediatamente depois do ato de amor, quando o amor de verdade pode nascer.

— Não entendo, Daniel.

— Depois do desejo consumado, eu tive vontade de amá-la, Natasha. De lhe descobrir, desvendar a sua alma, os seus pensamentos, e tive tanto medo. Vivi um pânico dentro de mim, porque eu nunca tinha experimentado esse sentimento. Como eu poderia ser outro homem? Como eu poderia aceitar minhas fragilidades, meus medos, e me entregar de verdade para uma mulher? E ainda com todas as estruturas que me prendiam.

Natasha começou a chorar.

— O que eu posso fazer para provar que isso é verdade? – perguntou ele com a voz alterada, mas ela levou dois dedos aos lábios de Daniel e os cobriu, num gesto delicado.

— Para, Daniel. Não diz mais nada – as lágrimas ainda lhe corriam pela face. — Eu não posso agora, eu tenho que aprender a lidar com a minha questão sozinha.

— E eu, o que faço com isso tudo, Natasha? Pensei que você fosse ficar feliz com o relacionamento que eu estou lhe propondo – balançou a cabeça num gesto de inconformismo.

— Eu preciso ter paz depois de tudo o que passei. Estou muito balançada com a morte do meu pai, com o que houve entre a gente... Eu acho que tudo se confundiu com a doença.

— Como assim?

— Nós dois sofremos com o Alzheimer, esse sofrimento calado, cúmplice, nos uniu, mas esse sofrimento precisa se dissolver, ir com o tempo.

— E você me inclui nisso?

Ela fez um gesto afirmativo.

— São coisas diferentes! A doença é a doença! Não confunda a nossa relação com a doença, Natasha.

— Eu não consigo separar as coisas, Daniel. Não agora.

Daniel a puxou e a abraçou com força, contendo um choro silencioso que se misturou às emoções de Natasha, emoções descontroladas pelas lágrimas que visivelmente escorriam e pelo seu coração que ele sentia bater acelerado.

Natasha desvencilhou-se, passou as mãos nos olhos avermelhados e brilhantes.

— Nenhum encontro existe ao acaso – disse ela.

— Você vai achar explicações esotéricas para o nosso encontro, conformar-se com isso e ir embora?

Natasha tentou sorrir.

— Não importa o que aconteça daqui para frente, o nosso encontro aconteceu. Eu vi em você um ideal, um homem inteligente, sensível, e atraente... – sorriu abertamente. — O que mais eu poderia querer? A sua liberdade. Mas não tive e sofri.

— Você teve expectativas que eu não pude cumprir naquele momento.

— Na verdade, ninguém pode querer a liberdade de alguém para depois prendê-lo para si. Apesar de todas as terapias, todas as meditações, eu ainda preciso saber o que é amar sem ser egoísta.

— Mas como você vai saber se não se entregar ao amor?

— Daniel, quero uma vida afetiva que tenha leveza e amor de verdade. Eu quero dar amor em abundância e quero receber amor, também, e então vou aprender a amar sem ser egoísta. E para isso, decidi dissolver todos os vínculos que me trazem... ausência. Não me pertencem mais.

— E eu signifiquei isso para você?

— Tenho que dizer que sim.

Daniel parecia não ver ninguém, como se toda a paisagem passasse longe, um filme do qual não fazia parte. Esfregou as mãos, passou-as nos joelhos, sentia-se inquieto.

— Eu nunca vou entender essa decisão, Natasha.

— Vai, Daniel, um dia você vai – levantaram-se os dois. — É melhor eu ir.

— A gente termina assim? Desse jeito?

— Onde é o fim das coisas que nem começaram? Você sabe? Porque eu não sei – disse ela.

— Tudo começa e termina quando a gente decide – afirmou ele.

— Pois é, Daniel, foi isso o que faltou.

Ele começou a perceber o que havia feito, e, atordoado, olhou para o chão. Ela o abraçou com intensidade, depois o deixou e seguiu adiante.

Daniel permaneceu imóvel, e observou-a se afastar até não vê-la mais.

Alguns minutos mais tarde, começou a caminhar sem rumo certo. Os passos lentos, a cabeça agitada, pensou em como a vida era mesmo muito estranha. Houve o tempo em que o desfecho dependia apenas de uma decisão sua, e agora, era como se a vida o colocasse de escanteio.

Perdera o momento. E quem perde o momento, perde a partida.

XVIII

"O que é um homem sem memória?" – perguntou-se mais uma vez, olhando pela janela – "O que é um homem que não se reconhece mais em nenhum tempo, nenhum lugar, nenhum rosto?"

Daniel viveu o drama de Ervin de Apolinário. Viu-o afastar-se de maneira lenta do chão que o sustentava, da personalidade que construíra, das pessoas que amava. Testemunhou o tempo levar-lhe a consciência, deixando-o viver dentro de um espaço em branco.

Ervin de Apolinário. Um homem que tinha o privilégio de uma mente lúcida, sempre norteado pelo intelecto, por aquela parte da alma feita de lógica e razão.

Voltou à poltrona. Olhou para o relógio redondo, antigo, que destoava da mobília moderna e da informática. Tomou a caneta nas mãos, como se assim conseguisse anotar qualquer coisa que lhe viesse à mente, qualquer coisa que o aproximasse de uma resposta à sua questão.

Ervin veio se tratar como qualquer paciente, e, de súbito, como que na contramão das regras, levou-o a vivenciar acontecimentos que mudaram a rota dos caminhos.

Respirou com mais intensidade.

Quantos fatos não entraram por aquela porta junto com Ervin de Apolinário? Fatos que o tempo não perpetua, mas que deixam sequelas por toda a vida.

Desde então sua vida passou por grandes transformações. Deu os primeiros passos para a fundação de uma clínica especializada em Alzheimer junto a outros médicos. Ali, começou a aprofundar suas pesquisas para a tese de livre-docência, e, na prática, descobriu a função dos recursos artísticos na preservação da memória autobiográfica, essencial para o reconhecimento da própria identidade. A falta de sinapses no cérebro mergulhava a mente em uma névoa indistinta, não sendo mais possível reconhecer as peças que constituíram a vida. E a arte, um recurso que se tornou fundamental no dia a dia dos pacientes.

Como qualquer pessoa acometida por uma doença cerebral, Ervin perdeu o presente, as relações de afeto, e tampouco lhe foi possível se conectar com o passado ou o futuro, os tempos da memória e da vontade. Para ele, tudo inédito, tudo estranho. E todos os detalhes da sua existência desfragmentaram-se, deixando-o num isolamento doloroso que ele apenas sentia nos raros momentos de lucidez.

"Um homem sem memória é um homem que se perdeu de si mesmo."

Largou a caneta na mesa.

A morte de Ervin completava quase três anos. Jamais poderia imaginar que no momento em que aquela senhora entrou em seu consultório, com uma pequena bolsa debaixo do braço, daria vazão a uma reviravolta em sua vida. Assim são os encontros. Colocam-nos em movimento. Sozinhos, não sairíamos nunca do lugar.

Olhou para fora. O tempo ensolarado dava-lhe vontade de ver seus filhos, andar de bicicleta, ir pescar, como costumava fazer quinzenalmente aos fins de semana. Voltou-se para o porta-retrato apoiado na mesa de trás: Mateus e Felipe, contentes, abraçados. Daniel sentiu-se invadir por uma felicidade intensa, era com eles que vivia os momentos de leveza.

Milene ainda nutria raiva, muita raiva por tudo o que passaram, mas ele conseguiu superar a culpa de ser o causador do divórcio. Raiva, culpa, sentimentos negativos, paralisantes, que o prendiam ao passado e não deixavam o futuro vir ao encontro da liberdade. Não, não valia a pena cultivá-los, mas dissolvê-los no ciclo ininterrupto do dia e da noite, da vigília e do sono, como um contínuo inspirar e expirar, pois somente assim poderia cavar um espaço para aquilo que queria viver dali para a frente.

Olhou para dentro. Não era mais o mesmo. Ervin foi um esbarrão que mudou o percurso dos acontecimentos. Ervin trouxe Natasha, e com ela enfrentou seus dilemas mais viscerais, olhou-se como homem e percebeu que seu caminho não se enquadrava mais na mesma moldura.

Ficou "entre". Ficou só. Mas haveria um espaço "entre" que não era a aridez da separação. Existia um espaço "entre" feito de encontros reais, sem expectativas, sem julgamentos. No entanto, não se permitiu viver esse espaço, nem com Milene, nem com Natasha.

Mas, tinha uma questão. Não fosse Natasha, estaria ainda circulando dentro daquela moldura? A paixão misturou-se à doença, às lembranças do passado, à necessidade de sanar o sofrimento de Natasha, frágil, vulnerável, quase sem defesas, no entanto, capaz de tomar a decisão que o obrigou a enfrentar uma realidade oposta à sua expectativa. Natasha poderia ter sido a chance de superar as fraquezas da paixão e chegar ao amor? E Milene? Por que não conseguiu amá-la até o fim?

Passou anos de sua vida preso a tantos compromissos, as horas livres pareciam-lhe sempre mais escassas. A vida, rígida, feita pelas mesmas estradas todos os dias, as mesmas palavras de praxe, os relacionamentos anteriores cheios de cobranças, de expectativas, de culpas. E tudo isso parecia jogar sua mente num labirinto que o distanciara do coração.

Daniel andou pela sala. Teve vontade de sair para tomar um sorvete, correr com o cachorro no jardim, dar o rosto para um vento repentino, passar uma tarde observando a diversidade da natureza, e esquecer-se das tarefas seguintes. Quem sabe assim sua mente pudesse lhe dar paz.

Pensou em Ervin, mergulhado no trabalho, dentro de uma cultura voltada à intelectualidade, com todos os seus méritos e suas riquezas. Mas adoeceu e foi perdendo a plasticidade dos pensamentos, a fluidez da memória. Privou-se justamente do que lhe dera o brilho, o intelecto. E seu corpo, endurecido, apenas atestava o que ele tinha sido e o que tinha se esquecido de ser. Tinha se esquecido de brincar com o tempo.

Sem saber por que, veio-lhe a imagem do menino que tinha sido, que brincava na rua e cuidava de Dapatinha. Aquele menino que adorava o lanche da avó, suas histórias e que tinha um imenso amor pela mãe. Onde estava aquela criança que pôde em algum momento confiar na vida? Daniel sentiu seus olhos cheios de lágrimas. Como desejava poder voltar a brincar com o tempo, no tempo...

No tempo em que podia preencher todos os instantes com seu ser, simplesmente porque os vivia sem pensar no que viria depois, sem angústias, sem dilemas.

Daniel respirou mais profundo. As dores do passado e a preocupação com o futuro começaram a soltar-se de sua mente. Foi tomado por um alívio. Viu-se mais leve, como se seu corpo se expandisse por toda a sala, preenchendo os espaços. Como por tanto tempo ele também tinha se esquecido de ser... De ser a criança que agora reencontrava dentro de si, e que poderia ajudá-lo a voltar a viver.

Viver a alegria, a entrega, a confiança.

E, enfim, a presença.

Este livro foi impresso pela Rettec
em fonte Minion Pro sobre papel Norbrite 66,6 g/m²
para a Via Leitura no outono de 2017.